大型药学知识普及丛书

药,你用对了吗

——消化系统疾病用药

总主编　许杜娟

主　编　汪燕燕

U0232364

科学出版社

北　京

内 容 简 介

本书针对消化系统常见的14种疾病，采用疾病概述—药物治疗—用药常见问题解析的结构框架，药物治疗部分重点向大众介绍了消化系统疾病的治疗目标、常用药物、联合用药注意事项、特殊人群用药指导、用药案例解析等，可帮助患者正确认识疾病，理解药物治疗的重要性。

本书涵盖的消化系统疾病用药知识全面系统且通俗易懂，适合各种消化系统疾病患者阅读，也可作为家庭、社区及单位阅览室必备的一本健康参考书。

图书在版编目（CIP）数据

药，你用对了吗. 消化系统疾病用药 / 汪燕燕主编. —北京：科学出版社，2018.10

（大型药学知识普及丛书 / 许杜娟总主编）

ISBN 978-7-03-059052-7

Ⅰ.①药… Ⅱ.①汪… Ⅲ.①消化系统疾病-用药法

Ⅳ.①R452

中国版本图书馆CIP数据核字（2018）第228813号

责任编辑：闵 捷 周 倩 / 责任校对：王 瑞
责任印制：黄晓鸣 / 封面设计：殷 靓

科学出版社 出版

北京东黄城根北街16号
邮政编码：100717
http://www.sciencep.com

广东虎彩云印刷有限公司印刷
科学出版社发行 各地新华书店经销

*

2018年10月第 一 版 开本：A5（890×1240）
2020年 8 月第四次印刷 印张：5
字数：113 000

定价：30.00元

（如有印装质量问题，我社负责调换）

大型药学知识普及丛书
总编辑委员会

总主编

许杜娟

副总主编

夏　泉　　沈爱宗

成　员

（按姓氏笔画排序）

石庆平　　朱冬春　　许杜娟　　孙旭群　　严安定

李　浩　　汪永忠　　汪燕燕　　汪魏平　　沈爱宗

居　靖　　秦　侃　　夏　泉　　黄赵刚　　葛朝亮

写给读者的话

亲爱的读者：

　　您好！感谢您从浩瀚的图书中选择了"大型药学知识普及丛书"。

　　每个人可能都有用药的经历，用药时可能会有疑惑，这药是否能治好我的病？不良反应严重吗？饭前吃还是饭后吃？用药后应该注意些什么？当然您可以问医生，但医生太忙，不一定有时间及时帮您解答；您也可以看说明书，可说明书专业术语多，太晦涩，不太好懂。怎么办？于是我们组织多家三甲医院的临床药师及医生共同编写了本丛书，与您谈谈用药的问题。

　　药品是指用于预防、治疗、诊断人的疾病，有目的地调节人的生理功能并规定有适应证或者功能主治、用法和用量的物质。但药品具有两重性，其作用是一分为二的，用药之后既可产生防治疾病的有益作用，亦会产生与防治疾病无关甚至对机体有毒性的作用，即通常所说的"是药三分毒"。因此，如何合理地使用药品，从而发挥良好的治疗作用，避免潜在的毒副反应，是所有服用药品的患者所关心的问题，也是撰写本丛书的出发点。

　　本丛书选择了临床上需要通过长期药物治疗的常见病、多发病,首先对疾病的症状、病因、发病机制作简要的概述,让您对疾病有基本的了解;其次介绍了治疗该疾病的常用药物,各种药物的药理作用、临床应用、不良反应;最后我们根据多年临床经验及患者用药问题的调研对患者用药过程中存在的疑惑,以问答的形式解惑答疑。此外,文中还列举了临床上发生的典型案例,说明正确使用药品的重要性。

  本丛书涵盖的疾病用药知识全面系统,且通俗易懂。广大患者可以从本丛书中找到自己用药疑问的答案。本丛书对于药师来说,也是一本很有价值的参考书。

2018 年 6 月 6 日

如何阅读本书

本书采用疾病概述—药物治疗—用药常见问题解析的结构框架，详细介绍了14种常见消化系统疾病。我们在撰写此书时重点关注的是疾病的用药安全和合理用药，而非疾病本身的发病机制和诊断，但是为了本书的完整性，我们还是简单地对疾病做了描述从而帮助读者更全面地了解疾病。建议读者根据自身情况，简单阅读疾病概述部分，然后重点阅读药物治疗部分，了解本人所用药物的适应证、禁忌证、服用时间、不良反应、储存条件、联合用药等，正确掌握药物使用方法。最后的用药常见问题解析部分，可为读者解除日常用药中遇到的一些困惑，建议仔细阅读。

此外，考虑到读者自身情况各有不同，且同一药品也有多个生产厂家，使用要求也略有不同，各位读者不可简单照搬本书中的使用方法，请谨遵医嘱用药，并在用药前仔细阅读药品说明书，以确保用药安全。

汪燕燕

目　录

写给读者的话

如何阅读本书

疾病一　便　秘

· 疾病概述 ·

概述 / 001

发病原因 / 001

治疗选择 / 002

分类 / 001

临床表现 / 002

预后 / 003

· 药物治疗 ·

治疗目标 / 003

联合用药注意事项 / 003

用药案例解析 / 005

常用药物 / 003

特殊人群用药指导 / 005

· 用药常见问题解析 ·

疾病二　腹　泻

· 疾病概述 ·

概述 / 009

分类 / 009

发病原因 / 009　　　　　　临床表现 / 010

治疗选择 / 010　　　　　　预后 / 010

· 药物治疗 ·

治疗目标 / 011　　　　　　常用药物 / 011

联合用药注意事项 / 011　　　特殊人群用药指导 / 014

用药案例解析 / 015

· 用药常见问题解析 ·

疾病三　慢 性 胃 炎

· 疾病概述 ·

概述 / 018　　　　　　　　分类 / 018

发病原因 / 018　　　　　　临床表现 / 019

治疗选择 / 019　　　　　　预后 / 019

· 药物治疗 ·

治疗目标 / 019　　　　　　常用药物 / 020

联合用药注意事项 / 020　　　特殊人群用药指导 / 020

用药案例解析 / 023

· 用药常见问题解析 ·

疾病四　胃食管反流病

· 疾病概述 ·

概述 / 027　　　　　　　　分类 / 027

发病原因 / 027　　　　　　临床表现 / 028

治疗选择 / 028　　　　　　预后 / 029

· 药物治疗 ·

治疗目标 / 029　　　　　　　　　常用药物 / 029

联合用药注意事项 / 029　　　　　　特殊人群用药指导 / 029

用药案例解析 / 030

· 用药常见问题解析 ·

疾病五　消化性溃疡

· 疾病概述 ·

概述 / 033　　　　　　　　　　　　分类 / 033

发病原因 / 033　　　　　　　　　　临床表现 / 034

治疗选择 / 034　　　　　　　　　　预后 / 035

· 药物治疗 ·

治疗目标 / 035　　　　　　　　　　常用药物 / 035

联合用药注意事项 / 039　　　　　　特殊人群用药指导 / 039

用药案例解析 / 039

· 用药常见问题解析 ·

疾病六　功能性消化不良

· 疾病概述 ·

概述 / 044　　　　　　　　　　　　分类 / 044

发病原因 / 044　　　　　　　　　　临床表现 / 045

治疗选择 / 045　　　　　　　　　　预后 / 046

· 药物治疗 ·

治疗目标 / 046　　　　　　　　　　常用药物 / 046

联合用药注意事项 / 046　　　　　　特殊人群用药指导 / 050

用药案例解析 / 050
· 用药常见问题解析 ·

疾病七　肠易激综合征

· 疾病概述 ·

概述 / 054　　　　　　　　　分类 / 054

发病原因 / 054　　　　　　　临床表现 / 055

治疗选择 / 055　　　　　　　预后 / 055

· 药物治疗 ·

治疗目标 / 056　　　　　　　常用药物 / 056

联合用药注意事项 / 056　　　特殊人群用药指导 / 056

用药案例解析 / 060

· 用药常见问题解析 ·

疾病八　肠　结　核

· 疾病概述 ·

概述 / 064　　　　　　　　　分类 / 064

发病原因 / 064　　　　　　　临床表现 / 065

治疗选择 / 065　　　　　　　预后 / 066

· 药物治疗 ·

治疗目标 / 066　　　　　　　常用药物 / 066

联合用药注意事项 / 066　　　特殊人群用药指导 / 069

用药案例解析 / 069

· 用药常见问题解析 ·

疾病九 炎症性肠病

· 疾病概述 ·

概述 / 074

发病原因 / 074

治疗选择 / 075

· 药物治疗 ·

治疗目标 / 076

联合用药注意事项 / 076

用药案例解析 / 081

· 用药常见问题解析 ·

分类 / 074

临床表现 / 075

预后 / 075

常用药物 / 076

特殊人群用药指导 / 081

疾病十 自身免疫性肝病

· 疾病概述 ·

概述 / 086

发病原因 / 087

治疗选择 / 088

· 药物治疗 ·

治疗目标 / 088

联合用药注意事项 / 092

用药案例解析 / 093

· 用药常见问题解析 ·

分类 / 086

临床表现 / 087

预后 / 088

常用药物 / 088

特殊人群用药指导 / 092

疾病十一 脂肪性肝病

· 疾病概述 ·

概述 / 98

分类 / 98

发病原因 / 99　　　　　　　　　临床表现 / 99

治疗选择 / 99　　　　　　　　　预后 / 100

· 药物治疗 ·

治疗目标 / 100　　　　　　　　常用药物 / 100

联合用药注意事项 / 104　　　　特殊人群用药指导 / 104

用药案例解析 / 105

· 用药常见问题解析 ·

疾病十二　　慢性乙型肝炎

· 疾病概述 ·

概述 / 110　　　　　　　　　　分类 / 110

发病原因 / 110　　　　　　　　临床表现 / 111

治疗选择 / 111　　　　　　　　预后 / 111

· 药物治疗 ·

治疗目标 / 112　　　　　　　　常用药物 / 112

联合用药注意事项 / 112　　　　特殊人群用药指导 / 112

用药案例解析 / 116

· 用药常见问题解析 ·

疾病十三　　肝　硬　化

· 疾病概述 ·

概述 / 122　　　　　　　　　　分类 / 122

发病原因 / 122　　　　　　　　临床表现 / 123

治疗选择 / 123　　　　　　　　预后 / 124

· 药物治疗 ·

治疗目标 / 124　　　　　　　　常用药物 / 125

联合用药注意事项 / 125 　　　　特殊人群用药指导 / 125

用药案例解析 / 128

· 用药常见问题解析 ·

疾病十四　　慢性胰腺炎

· 疾病概述 ·

概述 / 132 　　　　　　　　　　分类 / 132

发病原因 / 132 　　　　　　　　临床表现 / 133

治疗选择 / 133 　　　　　　　　预后 / 134

· 药物治疗 ·

治疗目标 / 134 　　　　　　　　常用药物 / 134

联合用药注意事项 / 134 　　　　特殊人群用药指导 / 136

用药案例解析 / 136

· 用药常见问题解析 ·

参考文献 / 140

疾病一　便　秘

———————————— 疾 病 概 述 ————————————

概述

便秘主要表现为排便次数减少、粪便干硬和（或）排便困难。排便次数减少即为一周内大便次数少于3次。随着饮食结构的改变、生活节奏的加快和社会心理因素的影响，便秘患病率有上升趋势。

分类

便秘可分为急性便秘和慢性便秘两种。超过6个月即为慢性便秘。流行病学研究发现，我国成人慢性便秘的患病率为4%～6%，且随年龄增长而升高，60岁以上老年人的患病率可超过20%，女性患病率高于男性。

发病原因

老年人便秘的患病率较青壮年明显增加，主要是由于随着年龄增长，进食量和体力活动明显减少，胃肠道分泌的消化液减少，肠管的张力降低和蠕动减弱，直肠敏感性下降，粪便在肠道内停留过久,水分被过度吸收,从而引起便秘。此外,疾病因素(如炎症性肠病、肠道肿瘤、糖尿病、脑血管意外等),精神心理因素(如抑郁、焦虑等),药物因素(如某些镇痛药、抗抑郁药等)也可导致便秘。

临床表现

1. 便意少,便次也少　　可见于两种情况,一种情况是由于粪便通过缓慢,使便意和便次均少,但间隔一定时间仍能出现便意,粪便常干硬,增加腹压有助于排出粪便;另一种情况常常是肠道敏感性下降,不易引起便意,便次少,而粪便不一定干硬。

2. 排便艰难,费力　　也见于两种情况,一种情况是用力排便时,肛门肌肉矛盾性收缩,以致排便困难,这种类型便次不一定少,但费时费力,如伴有腹肌收缩无力,则更加重排便难度;另一种情况是由于粪便通过缓慢,粪便内水分过多被吸收,粪便干结,尤其是长时间不排便,使干硬的粪便排出异常困难,可发生粪便嵌塞。

3. 排便不畅　　有些老年人虽频有便意,便次不少,但难有畅通的排便,可伴有肛门直肠刺激症状,如下坠不适等。此类患者常有直肠感觉高敏或伴有直肠内解剖异常,如直肠内套叠及内痔等。

4. 腹痛或腹部不适　　常见于肠易激综合征型便秘,排便后腹痛症状可缓解。

治疗选择

1. 调整生活方式　　增加膳食纤维摄入、多饮水、多运动、养成良好的排便习惯是便秘的基础治疗措施。

2. 药物治疗　　目前,治疗便秘的药物很多,主要包括容积性泻药、渗透性泻药、刺激性泻药、润滑性泻药等。

3. 精神心理治疗　　重度便秘患者常有焦虑、抑郁、睡眠障碍等表现,应予以心理指导,必要时给予抗抑郁、抗焦虑药物治疗或接受心理专科医师治疗。

预后

非器质性病变导致的便秘多数预后良好。积极治疗全身性及肠道肛周疾病,防止或避免使用引起便秘的药品,保持良好的心理状态,均有利于防治便秘。

药 物 治 疗

治疗目标

便秘的治疗目标为祛除病因,增加排便次数和大便水分含量,缓解排便困难症状,恢复正常排便。

常用药物

治疗便秘的常用药物见表1。

联合用药注意事项

(1)乳果糖口服液:可导致结肠酸性下降,故可能会导致结肠酸碱度(pH)依赖性药物如美沙拉秦的失活。

(2)聚乙二醇4000散:最好与其他药物间隔较长时间服用(至少2小时)。

(3)酚酞片:与碳酸氢钠及氧化镁等碱性药合用能引起粪便变色。

表1 治疗便秘的常用药物

常用药物	适应证	禁忌证	服用时间	不良反应	储存条件
乳果糖口服液	①慢性或习惯性便秘：调节结肠的生理节律；②肝性脑病：用于治疗和预防肝昏迷或昏迷前状态	①半乳糖血症者禁用；②禁止用于肠梗阻、急性腹痛患者及其他导泻剂同时使用；③对乳果糖及其组分过敏者禁用	早餐时	①治疗初始可能会有腹胀，通常继续治疗即可消失，当剂量高于推荐治疗剂量时，可能会出现腹痛和腹泻，此时应减少使用用剂量；②如果长期大剂量服用（通常仅见于肝性脑病的治疗），患者可能会因腹泻出现电解质紊乱	遮光，密封保存
聚乙二醇4000散	用于缓解成人便秘的症状	炎症性肠病（如溃疡性结肠炎、克罗恩病）、肠梗阻、未诊断明确的腹痛症状的患者禁用	餐前、餐后皆可	①大剂量服用可能出现腹泻，停药24～48小时即消失。之后可减少剂量继续治疗；②对肠功能紊乱患者，有出现腹痛的可能。也可能出现恶心、腹胀、胃胀气；③罕见过敏性反应，如皮疹、荨麻疹和水肿	遮光，密封保存
酚酞散片	用于治疗习惯性顽固性便秘	阑尾炎、直肠出血未明确诊断、充血性心力衰竭、高血压、粪块阻塞、肠梗阻者禁用	睡前	过敏反应临床上罕见，偶能引起皮炎、药疹、瘙痒、灼痛及肠炎、出血倾向等	遮光，密闭保存
番泻叶	用于治疗便秘，也可用于肠道手术、内镜、B超、腹部X线平片检查前的肠道清洁准备	完全性肠梗阻患者禁用	餐前、餐后皆可	尚不明确	密封，干燥处保存
开塞露	用于便秘	尚不明确	—	尚不明确	密封，干燥处保存

🍎 特殊人群用药指导

1. 儿童用药指导 幼儿患者慎用酚酞片,婴儿患者禁用。8岁以下儿童患者不推荐使用聚乙二醇4000散。儿童患者可根据病情选择乳果糖口服液、开塞露等药物,具体药物选择应遵医嘱。

2. 青少年用药指导 青少年患者可根据病情选择乳果糖口服液、聚乙二醇4000散、开塞露等药物,具体药物选择应遵医嘱。

3. 老年人用药指导 老年患者可根据病情选择乳果糖口服液、聚乙二醇4000散、开塞露等药物,具体药物选择应遵医嘱。

4. 妊娠期妇女用药指导 妊娠期患者慎用酚酞片。妊娠期妇女可根据病情选择乳果糖口服液、聚乙二醇4000散、开塞露等药物,具体药物选择应遵医嘱。

🍎 用药案例解析

案·例·1

病史: 患者,男性,45岁。因停止排便7天来门诊就诊。患者诉平日生活、饮食欠规律,偏好肉食和饮酒,有习惯性便秘史,长期服用酚酞片,但近期自觉疗效不佳。

解析: 酚酞片为刺激性泻药,长期使用可使肠道敏感性下降,不但治不了便秘,反而会损害肠道的功能,从而加重便秘。便秘主要是因为不合理的饮食如高糖高脂肪饮食、饮酒、辛辣刺激性饮食等,肠道内毒素、垃圾、废油脂堆积增多均可产生宿便。宿便在肠道内滞留,不能及时排出体外,被大肠反复吸收,导致肠道菌群失衡和蠕动减慢,引发便秘。便秘患者饮食上应注意多饮水,多吃富含粗纤维的食物。在生活调整无效的情况下,才需在医师或药师的指导下适当使用泻药。

案·例·2

　　病史：患者，女性，25岁。妊娠5月余，既往有习惯性便秘史，此次因妊娠导致便秘加重，医师给予乳果糖口服液治疗，患者因担心药物对胎儿的影响而拒绝服用，出现肛门停止排气排便。

　　解析：乳果糖在结肠中被消化道菌群转化成有机酸，导致肠道内酸性增加，并通过保留水分，增加粪便体积。上述作用刺激结肠蠕动，从而缓解便秘。现有资料显示，乳果糖口服液对胎儿无致畸作用，因此，该药可用于妊娠期妇女，但建议在专科医师的指导和监测下使用。

温馨提示

　　（1）慢性习惯性便秘患者应避免长期应用或滥用刺激性泻药，应养成定期排便的习惯，摄入足量膳食纤维和水分，增加运动。上述处理仍未奏效，可在医师的指导下酌情应用药物。

　　（2）妊娠期妇女是便秘的高发人群，妊娠期间如发生便秘可先通过生活方式的调整进行干预，无效者应及时就医，在专科医师指导下服用相关药物。

用 药 常 见 问 题 解 析

Q1 治疗便秘的药物主要分为哪几类？

答： 治疗便秘的药物主要包括容积性泻药如欧车前等，渗透性泻药如乳果糖口服液、聚乙二醇4000散等，刺激性泻药如酚酞片等，润滑性泻药如开塞露等。

Q2 哪些药物可以引起便秘？

答： 止痛药如吗啡、羟考酮等，解痉药如阿托品、溴丙胺太林等，降压药如氨氯地平、硝苯地平等，抗抑郁药如阿米替林、多塞平等以含钙、铝的制酸剂如铝碳酸镁等皆可使肠道肌肉松弛，从而引起便秘。此外，抗菌药物能破坏肠道正常菌群平衡，使有益菌受抑制，有害菌猖獗，导致便秘。

Q3 滥用泻药有哪些危害？

答： 滥用泻药有五大危害，即成瘾性、耐药性、诱发肠癌、加重便秘、引起胃肠功能紊乱。所以，便秘患者绝不可在便秘原因不明，又不了解泻药作用的情况下，自行随意使用泻药通便，若确有需要，务必在医师或药师指导下使用。

Q4 便秘时如何用药？

答： 便秘反复发作时，应请医师检查，排除肠道器质性病变，然后正确选用泻药治疗。单纯性便秘患者可选用乳果糖口服液、聚乙二醇4000散，也可选用润滑肠道的各种制剂，如开塞露等，使大便软化排出。此外，还可选择微生态制剂。微生态制剂不仅能调节肠道菌群平衡，使肠道功能恢复正常，保持大便通畅，还能调节机体免疫功能，且不良反应少。

Q5 高血压患者如何治疗便秘？

答： 高血压患者发生便秘时应引起高度重视，患者用力排便会引起血压突然升高、心跳加快，从而发生心脑血管意外。因此，高血压患者应忌食辛辣刺激的食物，同时戒烟限酒，可选择相对温和的渗透性泻药如乳果糖口服液、聚乙二醇4000散，通过增加肠道内的渗透压，促进排便。

Q6 为什么服用泻药时应多喝水？

答：（1）番泻叶、乳果糖口服液、聚乙二醇4000散等泻药进入人体后，有的需要和水发生化学反应之后才能发挥作用，有的需要吸收水分使体积膨胀才能发挥作用。如果没有足够的水与药物反应、没有足够的水供药物吸收，就会影响药效。

（2）泻药能刺激肠道蠕动，促进粪块、粪团排出体外。多喝水能使肠道润滑，使粪便变软，有利于粪便移运。如果喝水过少，肠道干涩，就会妨碍粪便移动，不利于排便，严重时甚至造成肠梗阻。

Q7 为什么便秘应在医师或药师指导下用药？

答：①造成便秘的原因非常复杂，有许多病症的临床表现与便秘极为相似，特别是急性阑尾炎、急性肠梗阻、肠套叠等病症都会出现大便不通、腹胀、腹痛等症状，如不经过医师鉴别诊断盲目用药可能会贻误病情甚至危及生命。②任何一种泻药都有其特定的服用剂量、使用方法和适应证，只有在医师或药师指导下使用才能最大限度避免药物的毒副反应并取得良好的治疗效果。如果不听医师或药师的忠告，轻率地服用药物不但不能使便秘得到有效治疗，还可能造成不良后果。③妊娠期妇女、婴幼儿、身体虚弱的老年人及高血压、心脏病、脑血管病等疾病患者情况较为特殊，用药稍有不慎就有可能出现严重的不良反应。为保障患者的用药安全需要医师或药师的专业意见。

刘 红

疾病二　腹　泻

疾 病 概 述

概述

当大便次数超过每天3次，粪便量大于每天200克，水分超过粪便总量的85%，并且含有异常成分，如未经消化的食物、黏液、脓血及脱落的肠黏膜时，即为腹泻。腹泻是消化系统十分常见的疾病，多发生于夏秋季节，儿童、老人较成年人多见。

分类

腹泻可分为急性腹泻和慢性腹泻两种。急性腹泻一般病程较短，多在1周内痊愈。慢性腹泻指病程在3周以上或间歇期在2～4周的复发性腹泻。

发病原因

急性腹泻常见的病因为细菌、寄生虫、病毒、真菌等引起的感染，服食河鲀、鱼胆及化学毒物引起的急性中毒，伤寒和副伤寒及变态反应肠炎、过敏性紫癜等。慢性腹泻常见病因为肠道运动功能紊乱如神经性腹泻、肠易激综合征；小肠吸收功能面积减少如短肠综合征；免疫系统异常反应如炎症性肠病；其他原因包括肿瘤、缺血性结肠炎、结肠憩室、药物不良反应等。

临床表现

急性感染性腹泻大便可达每天数十次，粪便量多而质稀，伴腹痛、里急后重、发热等临床表现。霍乱及细菌性食物中毒可导致重度失水甚至出现神志改变。

慢性腹泻排便次数可多可少，可为稀薄便，亦可为黏液、脓液或血便，见于慢性细菌性痢疾或阿米巴痢疾，亦见于炎症性肠病、结直肠癌。

胃肠道恶性肿瘤亦可伴有腹痛、腹泻与便秘交替出现，可见明显消瘦；败血症、伤寒、过敏性紫癜等原因引起的腹泻可有皮疹或皮下出血等肠道外症状；炎症性肠病、自身免疫性疾病可有关节痛或肿胀等伴发症状。

治疗选择

1. 病因治疗　　急性感染性腹泻可采用抗感染治疗；炎症性肠病等可采用免疫抑制剂或激素控制原发疾病；结直肠肿瘤等引起的腹泻可根据肿瘤分期采用手术、放疗和化疗或其他药物治疗。

2. 对症　　包括补液、止泻、止痛及营养支持等药物治疗手段。

预后

腹泻多为消化系统疾病或部分全身疾病的临床表现之一，其预后与原发疾病密切相关。急性腹泻起病急,病程短,一般采用相应对因治疗后短期即可痊愈,预后良好。慢性腹泻则呈慢性过程,可根据原发疾病控制情况而反复发作,轻度及长期缓解者预后较好。

药 物 治 疗

治疗目标

腹泻的治疗目标为积极治疗病因,减少排便次数,缓解腹部不适,维持水电解质平衡,保证患者营养摄入。

常用药物

治疗腹泻的常用药物见表2。

联合用药注意事项

(1)复方地芬诺酯具有中枢神经系统抑制作用,可加强中枢抑制药的作用,故不宜与其他中枢抑制药如地西泮合用。

(2)服用蒙脱石散时如需服用其他药物,建议其他药物与本品间隔一段时间服用。

(3)双歧杆菌三联活菌/酪酸梭菌活菌片/酪酸梭菌二联活菌/枯草杆菌二联活菌与制酸药如铝碳酸镁、抗菌药合用,可减弱本品疗效,应错时分开服用。铋剂如胶体果胶铋、活性炭、蒙脱石散等能抑制、吸附或杀灭活菌,应错时分开服用。

表2 治疗腹泻的常用药物

常用药物	适应证	禁忌证	服用时间	不良反应	储存条件
口服补液盐	用于治疗和预防急、慢性腹泻造成的轻度脱水	少尿或无尿、严重腹泻或呕吐、葡萄糖吸收障碍时、肠梗阻、肠麻痹及肠穿孔患者禁用	餐前、餐后皆可	胃肠道不良反应可见恶心、刺激感，多因未按规定溶解本品，由于浓度过高而引起	密闭、遮光保存
复方地芬诺酯片	用于急、慢性功能性腹泻及慢性肠炎	青光眼、前列腺肥大、严重肝病、脱水、梗阻性黄疸、溃疡性结肠炎患者、儿童、妊娠期妇女禁用	餐后	不良反应少见，服药后偶见口干、恶心、呕吐、头痛、嗜睡、抑郁、烦躁、失眠、皮疹、腹胀及肠梗阻等，减量或停药后消失	密闭、遮光保存
盐酸洛哌丁胺胶囊	正泻药，用于控制急、慢性腹泻的症状；也可用于回肠造瘘术时患者减少排便量及次数，增加大便硬度	感染性腹泻患者、使用广谱抗生素引起的假膜性小肠结肠炎、肠梗阻、巨结肠和中毒性巨结肠患者禁用	空腹或餐前30分钟	不良反应轻，可出现过敏如皮疹等、消化道症状如便秘、口干、腹胀、食欲缺乏、胃肠痉挛、恶心、呕吐及头晕、头痛、乏力等	密封、干燥处保存
蒙脱石散	用于成人及儿童的急、慢性腹泻；为食管、胃、十二指肠疾病引起的相关症状的辅助治疗	对本品成分过敏者禁用	空腹	偶见便秘、大便干结	密封、干燥处保存
山莨菪碱片	用于抗胆碱药，临床主要用于解除平滑肌痉挛、胃肠绞痛、胆道痉挛及有机磷中毒等	颅内压增高、脑出血急性期、青光眼、幽门梗阻、肠梗阻及前列腺肥大者禁用	腹痛发作时	①常见的不良反应：口干、面红、遮光、密封保存视物模糊等；②不常见的不良反应：心跳加快、排尿困难等，上述症状多在1～3小时消失；③用量过大时可出现阿托品样中毒症状	密封、干燥处保存

续表

常用药物	适应证	禁忌证	服用时间	不良反应	储存条件
匹维溴铵片	用于对症治疗与肠道功能紊乱有关的疼痛、排便异常和肠易激；也可用于对症治疗与胆道功能紊乱有关的疼痛；为钡灌肠做准备	妊娠期及哺乳期妇女禁用	进餐时。不要在卧位时或临睡前服用	极少数人中观察到轻微的胃肠不适、极个别人出现皮疹样过敏反应	遮光，密封保存
双歧杆菌三联活菌胶囊	主要用于因肠道菌群失调引起的急性和慢性腹泻、便秘，也可用于治疗轻中型急性腹泻、慢性腹泻及消化不良、腹胀，还可用于辅助治疗因肠道菌群失调引起的内毒素血症	未进行该项实验且无可靠的参考文献	餐后30分钟	未发现明显不良反应	2～8℃密闭遮光保存
酪酸梭菌活菌片	治疗和改善因各种原因引起的肠道菌群紊乱所致的消化道症状	对本品过敏者、过敏体质者禁用	餐前、餐后皆可	未有不良反应报告	遮光，密封保存
酪酸梭菌二联活菌胶囊/散	急性非特异性感染引起的急、慢性腹泻、抗生素、慢性肝病等多种原因引起的肠道菌群失调及相关的急、慢性腹泻和消化不良	对微生态制剂有过敏史者禁用	餐前、餐后皆可	仅个别患者出现皮疹及胃部不适轻度不良反应	2～8℃密闭遮光保存
枯草杆菌二联活菌颗粒	适用于因肠道菌群失调引起的腹泻、便秘、胀气、消化不良等	对本品过敏者禁用	餐前、餐后皆可	罕见腹泻次数增加，停药后可恢复	遮光，密封保存

🥕 特殊人群用药指导

1. **儿童用药指导** 腹泻患者尤其是儿童,经常发生水和电解质丢失,补充水和电解质是最重要的治疗措施。盐酸洛哌丁胺禁用于2岁以下儿童。新生儿或幼儿使用复方地芬诺酯可引起呼吸抑制,故2岁以下小儿应禁用。枯草杆菌二联活菌颗粒直接服用时应注意避免呛咳,不满3岁的婴幼儿不宜直接服用。儿童肠易激综合征患者不推荐使用匹维溴铵片。儿童患者应根据病情选择药物如口服补液盐、蒙脱石散、山莨菪碱、微生态活菌制剂等药物,具体药物选择应遵医嘱。

2. **青少年用药指导** 复方地芬诺酯长期使用可产生依赖性,故应慎用于青少年患者。青少年患者应根据病情选择如口服补液盐、盐酸洛哌丁胺、蒙脱石散、山莨菪碱、匹维溴铵片、微生态活菌制剂等药物,具体药物选择应遵医嘱。

3. **老年人用药指导** 老年男性患者多患有前列腺肥大,使用山莨菪碱后易使前列腺充血导致尿潴留,应禁用。老年患者应根据病情选择如口服补液盐、复方地芬诺酯、盐酸洛哌丁胺、蒙脱石散、山莨菪碱、匹维溴铵、微生态活菌制剂等药物,具体药物选择应遵医嘱。

4. **妊娠期妇女用药指导** 复方地芬诺酯有致畸作用,妊娠期妇女禁用。盐酸洛哌丁胺虽无致畸作用和胚胎毒性,但妊娠前3个月的妇女仍应权衡利弊后使用。妊娠期妇女发生腹泻时若伴有胃肠道痉挛,禁用匹维溴铵。妊娠期妇女应根据病情选择如口服补液盐、蒙脱石散、微生态活菌制剂等药物,具体药物选择应遵医嘱。

🍎 用药案例解析

案·例·1

　　病史：患儿，男性，3岁。因大便次数增多前往儿科就诊，诊断为急性非感染性腹泻。医师给予口服补液盐、蒙脱石散、枯草杆菌二联活菌颗粒。患儿家长将所有药物同时给患儿服用，2天后患儿症状改善不明显再次就诊。

　　解析：患儿为急性非感染性腹泻，给予口服补液盐补液、蒙脱石散止泻、枯草杆菌二联活菌颗粒调节肠道菌群较为合适。但需要注意的是，蒙脱石散特殊的化学结构使其具有很强的覆盖及吸附能力，可使其他药物疗效降低或失去治疗效果。若需同服其他药物，必须分开服用，至少应间隔2小时。该患者应将蒙脱石散与其他药物分开服用。

案·例·2

　　病史：患者，女性，51岁。3天前外出就餐后出现发热、腹痛、腹泻，大便为黏液便，无脓血，每天4～6次，排便后腹痛可缓解，体温高达39.1℃，诊断为急性感染性腹泻，给予左氧氟沙星胶囊＋双歧杆菌三联活菌胶囊口服。患者将两者同时服用3天后，效果改善不佳遂再次就诊。

　　解析：该患者腹痛、排便次数增加伴有高热，主要由感染引起。可给予抗菌药左氧氟沙星胶囊抗感染治疗，双歧杆菌三联活菌胶囊调节肠道菌群。但是，抗菌药物可使双歧杆菌三联活菌药效减弱，两者应至少间隔2小时服用。该患者将左氧氟沙星与双歧杆菌三联活菌同时服用导致疗效不佳。

温 馨 提 示

治疗腹泻的一些药物可能存在相互作用，如抗菌药物和微生态活菌制剂应分开服用，蒙脱石散与其他药物应分开服用。

用 药 常 见 问 题 解 析

Q1 双歧杆菌三联活菌胶囊等活菌制剂应如何储存？

答： 双歧杆菌三联活菌胶囊等活菌制剂可调节肠道菌群从而治疗急、慢性腹泻。但活菌制剂不耐高温，需置于2～8℃冰箱冷藏，同时避免潮湿和光照，否则药品极易失效。

Q2 腹泻时为何不能滥用抗菌药治疗？

答： 许多人认为腹泻是肠道感染引起的，一旦遇到腹泻便使用抗菌药治疗。固然有一部分腹泻是由细菌感染引起，治疗时需用抗菌药物。但腹泻未必全由细菌感染肠道引起（见前述腹泻病因）。病因不同，治疗方法应有所区别，滥用抗菌药反而会导致一些不良反应的发生，因此腹泻应用抗菌药物时应谨慎。

Q3 小儿腹泻口服补液盐能代替静脉输液吗？

答： 小儿腹泻的主要危险是发生脱水和酸中毒，过去对脱水的治疗主要靠静脉输液。可静脉输液需要一定的条件，在不少农村和山区等边远地区实行尚有一些困难，同时输液是有创治疗，也会有一些并发症发生。用口服补液盐替代静脉输液，将会给患儿带来很多好处，世界卫生组织（WHO）也推荐使用口服补液盐治疗急性腹泻引起的脱水。针对重度脱水者则必须给予静脉补液以维持有效血容量。

Q4 急性细菌性痢疾应如何治疗？

答： 急性细菌性痢疾的治疗包含两个方面：①一般治疗，包括患者的隔离和卧床休息，患者饮食应以清淡为主，腹泻本身有利于肠道内有毒物质的排泄，因此不宜过度止泻。②病原菌的治疗关键在于选择有效抗菌药，抗菌药的选择应根据粪便培养和药物敏感试验的结果来确定。中毒性菌痢除应使用有效抗菌药外，还应及时入院治疗。

Q5 若因服药导致腹泻应如何处理？

答： 因服药所致的腹泻应及时停用有关药物。例如，抗肿瘤药物伊立替康导致的腹泻，应给予高剂量的洛哌丁胺，并持续到最后一次稀便结束后12小时，给予补液等对症处理，并积极处理原发疾病。

刘　红

疾病三　慢性胃炎

━━━━━━━━━━━━━━━━ 疾 病 概 述 ━━━━━━━━━━━━━━━━

🍂 概述

慢性胃炎系指由多种病因引起的胃黏膜以慢性炎性改变为主的病变，是最常见的消化道疾病之一。慢性胃炎特别是慢性萎缩性胃炎的患病率一般随年龄增加而升高。

🍂 分类

慢性胃炎的分类方法众多，比较常见的是根据内镜和病理学诊断，将慢性胃炎分为萎缩性和非萎缩性两大类。

🍂 发病原因

幽门螺杆菌感染是慢性胃炎的主要病因，其次是胆汁反流、长期摄食刺激性食物、酗酒，或是由长期服用非甾体抗炎药（如阿司匹林、布洛芬等）等引起胃黏膜长期反复损伤所致。

临床表现

大多数患者可无任何症状,有的主要表现为非特异性的消化不良,如上腹不适、饱胀、钝痛、烧灼痛,这些症状一般无明显节律性,进食可加重或减轻。此外,也可有食欲缺乏、嗳气、反酸、恶心等症状。

治疗选择

慢性胃炎尚无特效疗法,大多数都在门诊随访治疗,主要是祛除病因和对症治疗。根据病情或症状严重程度选用胃黏膜保护剂如替普瑞酮、抗酸剂如铝碳酸镁、抑酸剂如奥美拉唑、促胃肠动力药如多潘立酮等;幽门螺杆菌阳性的慢性胃炎有胃黏膜萎缩、糜烂或消化不良症状者,推荐根除幽门螺杆菌治疗;抗抑郁药或抗焦虑药可用于有明显精神因素的慢性胃炎伴消化不良症状患者。此外,改变饮食习惯和调整生活方式(如避免过多饮用咖啡、大量饮酒和长期大量吸烟)也是慢性胃炎治疗的一部分。

预后

由于大多数慢性胃炎是幽门螺杆菌相关性胃炎,而幽门螺杆菌自发清除少见,因此慢性胃炎可持续存在,少数可发展成慢性多灶萎缩性胃炎。根除幽门螺杆菌治疗可在一定程度上逆转部分患者的胃黏膜萎缩等。慢性胃炎患者少数可发生消化性溃疡。少数中、重度萎缩性胃炎经历长期的演变可发展成胃癌。

药 物 治 疗

治疗目标

慢性胃炎的治疗目标为祛除病因、缓解症状和改善胃黏膜炎性反应。

常用药物

治疗慢性胃炎的常用药物见表3。

联合用药注意事项

（1）奥美拉唑与地西泮、苯妥英钠、华法林、他克莫司合用时，会增加这些药物的浓度，开始或停用奥美拉唑时应进行监测。

（2）兰索拉唑会延迟地西泮及苯妥英钠的代谢与排泄；也可使对乙酰氨基酚的浓度升高。

（3）艾司奥美拉唑与地西泮、西酞普兰、苯妥英钠、华法林等合用时，这些药物可能需要降低剂量，必要时进行血药浓度检测。

（4）雷尼替丁可延缓普萘洛尔、利多卡因等药物的作用。

（5）西咪替丁对多种药物存在相互作用，合并用药时请咨询医师或药师。

（6）磷酸铝凝胶与呋塞米、地高辛、异烟肼、山莨菪碱及吲哚美辛同用时，需间隔2小时。

（7）铝碳酸镁与四环素、铁剂、地高辛、法莫替丁、雷尼替丁、西咪替丁和华法林等同用时，需间隔1～2小时。

（8）胶体果胶铋不宜与抑酸药如雷尼替丁、奥美拉唑等药物同时服用，否则会降低药效。

（9）多潘立酮不宜与抗酸药如磷酸铝、抑酸药如奥美拉唑同服。

特殊人群用药指导

1. 儿童用药指导　　儿童使用质子泵抑制剂资料最多的是奥美拉唑和兰索拉唑。儿童可以使用磷酸铝凝胶、复方消化酶，但应在医师或药师的指导下注意减量。1岁以下儿童不建议使用多潘立酮。硫糖铝、枸橼酸莫沙必利和铝碳酸镁在儿童患者中的安全性和有效性尚未确定，用药时请咨询医师或药师。8岁以下儿童禁用雷尼替丁。

表3　治疗慢性胃炎的常用药物

常用药物	适应证	禁忌证	服用时间	不良反应	储存条件
奥美拉唑肠溶片/胶囊 泮托拉唑肠溶片/胶囊 雷贝拉唑肠溶片/胶囊 兰索拉唑肠溶片/胶囊 艾司奥美拉唑肠溶片/肠溶胶囊	适用于慢性胃炎、胃溃疡、十二指肠溃疡、应激性溃疡、胃食管反流病和胃泌素瘤，与抗生素联合应用可用于根除幽门螺杆菌的治疗	对本类药物或其他本并咪唑类化合物或辅料过敏者禁用	餐前30分钟	耐受性较好，少数患者可有腹泻、腹痛、恶心、便秘、消化不良、头痛头晕等不适	遮光，密封，在阴凉、干燥处保存
复方消化酶胶囊	用于食欲缺乏、消化不良	急性肝炎患者及胆道完全闭锁患者禁用	餐后	呕吐、腹泻等	密封，室温保存
雷尼替丁胶囊		8岁以下儿童禁用；妊娠期及哺乳期妇女禁用	清晨和睡前	皮疹、恶心、便秘、乏力、头痛头晕等	密封，室温保存
西咪替丁片	用于治疗慢性胃炎、十二指肠溃疡、胃溃疡、应激性反流性食管炎	对本品过敏者禁用。妊娠期及哺乳期妇女禁用	餐后及睡前	腹泻、乏力、头晕、嗜睡、头痛和皮疹，本品尚有轻度抗雄性激素作用	遮光，密封，在干燥处保存
法莫替丁胶囊	溃疡及胃泌素瘤	对本品过敏者，严重肾功能不全者禁用。妊娠期及哺乳期妇女禁用	早晚或临睡前	少数患者可有口干、头晕、失眠、便秘、腹泻、皮疹、面部潮红、白细胞减少，偶有轻度一过性氨酶增高等	密封，在阴凉处保存
磷酸铝凝胶	用于缓解胃酸过多引起的反酸等症状	慢性肾衰竭患者禁用，高磷血症禁用	餐前30分钟（慢性胃炎）	便秘	密封，在阴凉凉处保存

续表

常用药物	适应证	禁忌证	服用时间	不良反应	储存条件
铝碳酸镁片	用于急、慢性胃炎、反流性食管炎、胃十二指肠溃疡	对本品过敏者禁用	餐后1～2小时、睡前或胃部不适时	腹泻、口干、食欲缺乏、长期服用可导致血清电解质变化	密封保存
瑞巴派特片	用于胃溃疡、急性胃炎、慢性胃炎的急性加重期胃黏膜病变的改善	对本品成分过敏者禁用	早、晚及睡前	皮疹、便秘、腹泻、恶心、呕吐、转氨酶上升、白细胞减少、粒细胞减少等	密封保存
胶体果胶铋胶囊	用于慢性胃炎及缓解胃酸过多引起的胃痛、胃灼热、反酸等	严重肾功能不全及妊娠期妇女禁用	餐前1小时及睡前	偶可出现恶心、便秘等消化道症状。服药期间粪便可呈无光泽的黑褐色，此为正常现象	遮光、密封保存
替普瑞酮胶囊	用于急性胃炎、慢性胃炎急性加重期、胃溃疡	对本品过敏者禁用	餐后	便秘、腹泻、口干、腹痛、腹胀、头痛、皮疹等	室温保存
枸橼酸莫沙必利片	主要用于功能性消化不良，也可用于胃食管反流病	对本品过敏者禁用	餐前	腹泻、腹痛、口干、皮疹及乏力、头晕等	密闭、置阴凉、干燥处保存
多潘立酮片	用于消化不良、嗳气、恶心、腹部胀痛等	嗜铬细胞瘤、乳腺癌、机械性肠梗阻、胃肠出血等疾病患者禁用	餐前15～30分钟	口干、皮疹、头痛、腹泻、乏力、嗜睡、头晕等	遮光、密闭保存

2. 青少年用药指导　　青少年可在医师或药师的指导下谨慎使用奥美拉唑和兰索拉唑、铝碳酸镁、复方消化酶、多潘立酮、枸橼酸莫沙必利、磷酸铝凝胶、雷尼替丁、胶体果胶铋、替普瑞酮等。

3. 老年人用药指导　　老年患者服用质子泵抑制剂类药物，基于安全性和减少药物相互作用考虑，应首选泮托拉唑，次选雷贝拉唑。应在医师的指导下谨慎使用西咪替丁和雷尼替丁。老年患者多合并心血管疾病等，故应谨慎使用多潘立酮。对于枸橼酸莫沙必利，老人用药需注意观察，发现副作用应立即进行适当处理。磷酸铝凝胶、铝碳酸镁、替普瑞酮等缺少老年患者用药的安全性和有效性资料，需在医师或药师的指导下使用。

4. 妊娠期妇女用药指导　　妊娠期妇女在妊娠期的 1～3 个月应避免服药，在调整生活方式的基础治疗效果不佳时，具体药物选择请咨询医师或药师，使用时注意监测胎儿宫内情况。对于复方消化酶、瑞巴派特、替普瑞酮，只有在判断治疗上的有益大于危险性时才可以给药。妊娠期妇女应避免使用枸橼酸莫沙必利。妊娠期妇女慎用多潘立酮。妊娠期妇女禁用雷尼替丁和胶体果胶铋。

🍎 用药案例解析

案·例·1

病史：患者，男性，65岁。反复食欲缺乏，嗳气伴进食后疼痛2年余，胃镜示慢性萎缩性胃炎，呼气试验示幽门螺杆菌阳性，否认青霉素过敏史，给予根除幽门螺杆菌治疗：阿莫西林胶囊，克拉霉素片，雷贝拉唑肠溶片，胶体果胶铋胶囊，疗程为14天。患者服用5天后自觉症状好转停药，1个月后复查幽门螺杆菌仍为阳性。

解析： 根除幽门螺杆菌的治疗一定要按疗程服药，规律用药10～14天，否则一旦耐药再次用药就很难根除。该患者应遵医嘱按疗程服药，不能自行停药，在完成治疗并停止用药1个月后应进行呼气试验复查幽门螺杆菌有无根除。

案·例·2

病史： 患者，女性，46岁。上腹不适，饱胀伴嗳气1年余，半年前胃镜显示慢性浅表性胃炎，2天前上腹部饱胀感加重，并伴有疼痛，遂自行购买枸橼酸莫沙必利片、消旋山莨菪碱片治疗。

解析： 枸橼酸莫沙必利为胃肠促动力药，能增强胃肠道的运动，加速胃排空，改善消化道动力不足症状。山莨菪碱的作用则是松弛胃肠平滑肌，抑制肠道蠕动，使胃排空减慢，主要用于解除肠道痉挛导致的疼痛。两者作用相反，不应同时使用。

案·例·3

病史： 患者，男性，50岁。近1个月饭后上腹饱胀不适，伴疼痛，感觉自己是得了胃炎，便自行购买阿莫西林胶囊消炎，吃了3天症状不好反而更加严重，遂来医院就诊，诊断为慢性胃炎，医师给予雷贝拉唑肠溶片，服药后症状好转。

解析： 慢性胃炎多为非细菌性炎症，常表现为消化不良伴疼痛，可以使用促胃肠动力药如多潘立酮、枸橼酸莫沙必利等，抑酸药如奥美拉唑、雷贝拉唑等，但无须使用抗菌药治疗。过度使用抗菌药物反而会导致胃黏膜的损伤，加重慢性胃炎的症状。

温馨提示

（1）慢性胃炎多为非细菌性炎症，无须常规使用抗菌药。

（2）根除幽门螺杆菌治疗应按疗程服药，切不可自行停药。

用药常见问题解析

Q1　慢性胃炎用药期间可以饮酒吗？

答：　酒精对胃黏膜有损害作用，可加重胃黏膜受损，导致胃炎。此外，酒精可能会与某些药物产生相互作用，导致副作用增加，因此，慢性胃炎患者用药期间应避免饮酒。

Q2　慢性胃炎能吃止痛药吗？

答：　慢性胃炎多是由于胃黏膜受损所致，给予抑酸药、胃黏膜保护剂即可。止痛药如阿司匹林、布洛芬等都对胃黏膜有刺激或损伤，反而会加重慢性胃炎的症状，不可使用止痛药治疗胃痛。

Q3　为什么治疗胃炎的药物奥美拉唑为肠溶片，在肠道里溶解了怎么能治疗胃病呢？

答：　因为奥美拉唑是弱碱性药物，易被胃酸破坏，做成肠溶片是为了减少胃液对药物的破坏。奥美拉唑在小肠被吸收入血，经过血液循环重新分布到胃壁细胞，特异性地抑制胃壁细胞的质子泵，阻断胃酸分泌，改善胃炎症状。

Q4 奥美拉唑和多潘立酮可以同时服用吗?

答: 多潘立酮是促胃肠动力药,可加速胃肠蠕动,从而减少抑酸剂奥美拉唑的吸收。同时,抑酸剂奥美拉唑也会降低多潘立酮的疗效。两者如必须合用,应至少间隔1小时服用。

Q5 慢性胃炎需要长期吃药吗?

答: 慢性胃炎一般药物治疗2周即可好转,无须长期用药。若患者用药后2周症状仍无明显改善,应及时就诊调整药物治疗方案或做进一步检查。

Q6 吃药能不能将慢性胃炎彻底治愈?

答: 从临床观点说,治愈应该包括症状的好转或消失、功能的好转或恢复、组织病理的好转与恢复。一般来说,经过科学的治疗,前两点可以达到,但病理损害是否能恢复则要看损害的程度了。浅表性胃炎可望恢复,而萎缩性胃炎损害较深,要完全恢复比较不易,需要定期复查随访。

孙继敏

疾病四　胃食管反流病

疾 病 概 述

概述

胃食管反流病是指胃内容物反流入食管引起的胃灼热、反流等不适症状和（或）并发症的一种疾病，是常见的消化系统疾病，其在我国人群中的发病率为5%～10%。胃食管反流病随年龄增加发病增多，40岁以上多见，男女比例接近。

分类

目前，胃食管反流病主要分为反流性食管炎、非糜烂性反流病和Barrett食管。大多数患者表现为反流性食管炎，即内镜下可见食管胃黏膜充血、糜烂或溃疡。少数患者只有反酸、胃灼热等症状，胃镜下检查未发现食管黏膜损伤的表现，称为非糜烂性反流病。Barrett食管是指食管远端黏膜的鳞状上皮被化生的柱状上皮替代，伴有肠上皮化生者进展为腺癌的风险明显提高。

发病原因

胃食管反流病主要是由于抗反流防御机制下降和反流物对食

管黏膜的损伤所致,其中食管下括约肌压力降低和一过性松弛起重要作用,此外,还与食管清除能力降低、胃排空延迟、贲门和食管手术后、肥胖、过度饮酒、吸烟、服用药物、心身疾病、便秘和家族史等有关。

临床表现

70%胃食管反流病患者的典型症状为胃灼热、反流,不典型症状为胸痛、上腹痛、上腹烧灼感、嗳气等,可伴随食管外症状,如咳嗽、咽喉炎、哮喘等。临床症状与食管损伤程度不一定呈比例。

治疗选择

1. 一般治疗　　改善生活方式是胃食管反流病的基础治疗,建议抬高床头15～20厘米,睡前3个小时不再进食,进餐后不宜立即卧床。避免高脂肪饮食,戒烟禁酒,减少巧克力、咖啡、浓茶、酸性或辛辣食物的摄入。避免穿紧身裤,肥胖者应减轻体重。避免使用降低食管下括约肌压力及影响胃排空的药物,如山莨菪碱、地西泮、硝苯地平、氨茶碱等。

2. 药物治疗　　是胃食管反流病重要的治疗手段,奥美拉唑等质子泵抑制剂类抑酸药是治疗胃食管反流病的首选药,但初始治疗药物剂量一定要足,疗程为8周。其他药物还包括抑酸剂如西咪替丁、雷尼替丁等,抗酸剂如硫糖铝、磷酸铝等,促胃肠动力药如多潘立酮、枸橼酸莫沙必利等。

3. 内镜治疗　　适用于需要大剂量药物维持治疗的患者,包括射频治疗、注射或植入技术和内镜腔内胃食管成形术。

4. 外科手术治疗　　适用于经内科治疗有效,但无法长期服用药物维持；或持续存在与反流有关的咽喉炎、哮喘，内科治疗无效患者。手术方式主要为腹腔镜胃底折叠术。

预后

大多数病例呈慢性复发性，终止治疗后容易复发。长期病程对患者生活质量影响较大。与食管炎有关的死亡率极低，但Barrett 食管有发生腺癌的倾向。随着治疗方法的不断改进和深入研究，反流性食管炎治愈率逐渐提高，严重并发症的发生率趋向减少。

药 物 治 疗

治疗目标

胃食管反流病的治疗目标为快速缓解症状、愈合食管炎、减少复发、阻止并发症、提高生活质量。

常用药物

胃食管反流病的常用药物参见慢性胃炎章节。

联合用药注意事项

胃食管反流病的联合用药注意事项参见慢性胃炎章节。

特殊人群用药指导

胃食管反流病的特殊人群用药指导参见慢性胃炎章节。

用药案例解析

案·例·1

病史：患者，男性，30岁。因反酸、胃灼热、胸骨后隐痛1月余就诊。胃镜提示反流性食管炎。处方给予奥美拉唑肠溶胶囊和枸橼酸莫沙必利片治疗，患者于饭前同服两种药物。

解析：促胃肠动力药枸橼酸莫沙必利可加速胃肠蠕动，从而减少抑酸剂奥美拉唑的吸收。两者如必须合用，应至少间隔1小时服用。

案·例·2

病史：患者，男性，64岁。肥胖，平素喜食肥肉，好饮酒，以反酸、胃灼热就诊，诊断为反流性食管炎。给予奥美拉唑肠溶片治疗，患者服用5天后自觉症状好转即停药。

解析：抑制胃酸药物奥美拉唑用于治疗反流性食管炎时，初始治疗时必须规律服药，疗程至少要8周。该患者服用5天后即自行停药，明显疗程不足，不能达到反流性食管炎愈合的目的。

案·例·3

病史：患者，男性，50岁。既往有反流性食管炎和冠心病病史，一直服用阿司匹林肠溶片、氯吡格雷片、单硝酸异山梨酯片、阿托伐他汀钙片、泮托拉唑肠溶片，现泮托拉唑肠溶片已服用完，自行在药店购买奥美拉唑肠溶片，来咨询药师是否可以。

解析：泮托拉唑和奥美拉唑同属一类药物，都可以用于反流性食管炎的治疗。但泮托拉唑与其他药物的相互作用较少，奥美拉唑则与其他药物的相互作用较多。由于该患者在使用氯吡格雷，奥美拉唑可抑制氯吡格雷活性代谢产物的生成，使氯吡格雷药效降低，从而有可能增加心血管不良事件的发生。因此，当合并使用氯吡格雷时应避免使用奥美拉唑，首选泮托拉唑。

温 馨 提 示

（1）改善生活方式，是药物治疗的基础，在服用药物的同时应进行生活方式的调整。

（2）规范用药，初始治疗服用质子泵抑制剂类药物（如奥美拉唑等）时剂量要足，疗程要足（至少8周）。

（3）若合并其他疾病，应在医师指导下服药，切勿自己随意更换药物。

用 药 常 见 问 题 解 析

Q1 胃食管反流病服药后能治愈吗？

答： 现有的研究发现，停用药物后几乎所有的食管反流病患者症状都会复发，很难达到彻底治愈。大多数患者需要采取长期用药或按需用药的方式，使用药物进行维持治疗，以保持食管黏膜的愈合状态。

Q2 长期服用奥美拉唑等药物会有哪些不良反应？

答： 短期使用奥美拉唑安全性较高，常见不良反应有腹痛腹泻、便秘、恶心呕吐、头晕头痛等，但症状轻微，一般不需要停药。长期服用奥美拉唑则可能会出现肝肾功能损害、视力减退、骨质疏松、感染、低镁血症、白细胞减少、贫血等,因此临床使用过程中要注意观察,切不可随意滥用。

Q3 奥美拉唑肠溶片可以掰开或嚼碎服用吗?

答: 奥美拉唑肠溶片要整片吞服,不能掰开或嚼碎,因为这类药物做成肠溶片是为了减少胃酸对药物的破坏,增加药物在小肠的吸收,嚼服会破坏肠溶片的作用,降低药物的疗效。

Q4 糖尿病患者可以服用磷酸铝凝胶吗?

答: 可以,但应注意减量。因为每袋磷酸铝凝胶含蔗糖2.7克,糖尿病患者使用该药时每次不应超过1袋。

Q5 奥美拉唑和雷贝拉唑有什么区别,哪个药对反流性食管病效果更好?

答: 奥美拉唑、雷贝拉唑同属于质子泵抑制剂类抑酸药。奥美拉唑是最先研发出来的,安全性好、价格便宜,但起效慢、抑酸作用较弱,与其他药物同用时易产生药物相互作用,个体差异大。雷贝拉唑是新一代的质子泵抑制剂,起效快、效果好、作用更持久,与其他药物之间的相互影响较小,但是价格更贵一些。针对反流性食管炎,两药皆可使用,但若患者需要同时服用多种治疗药物,为避免发生药物相互作用,选择雷贝拉唑更为合适。

孙继敏

疾病五　消化性溃疡

——————————— 疾 病 概 述 ———————————

概述

　　消化性溃疡是因胃酸或胃蛋白酶分泌过多引起的胃或十二指肠的病变,也可发生于食管、胃-空肠吻合口附近或含有胃黏膜的 Meckel 憩室内。一般消化性溃疡主要指胃溃疡和十二指肠溃疡。消化性溃疡作为全球性的常见病,约有 10% 的人一生中患过此病。无论胃溃疡还是十二指肠溃疡均好发于男性,且后者更为多见,但在胃癌高发区则前者更多于后者;该病可发生于任何年龄段,前者多见于中老年,后者多见于青壮年。

分类

　　消化性溃疡不仅包括最为常见的胃、十二指肠溃疡,还存在以下几种特殊类型:复合性溃疡、幽门管溃疡、球后溃疡、巨大溃疡、老年人消化性溃疡、无症状性溃疡。

发病原因

　　消化性溃疡是由胃酸、胃蛋白酶的侵袭作用与黏膜的防御能力之间失去平衡所致。其中,幽门螺杆菌感染、非甾体抗炎药的广泛应用是该病最常见的病因,95%的消化性溃疡与这两者有关。胃酸和(或)胃蛋白酶引起的黏膜自身消化亦是溃疡发生的重要因素。其他如遗传因素、吸烟、胃十二指肠运动异常、应激和心理因素、饮食及病毒感染等也与消化性溃疡的发生有一定关系。

临床表现

该病的临床表现各异,部分患者也可无症状,或者以出血、穿孔等并发症为首发症状。

1. 上腹痛　　是本病的主要症状,胃溃疡在进食后30分钟出现疼痛,下一次进餐前消失,即餐后痛;较少发生夜间痛。十二指肠溃疡常在空腹时出现疼痛,进餐后缓解,即饥饿痛;常有午夜痛。但有些患者也可毫无症状,特别是服用镇静剂或非甾体抗炎药的老年人或疼痛耐受性较高的患者。

2. 其他症状　　如反酸、嗳气、上腹部饱胀感等非特异性的消化不良症状。

治疗选择

1. 一般治疗　　生活规律,劳逸结合,避免过度劳累和精神紧张。饮食上,定时进餐,避免辛辣及过咸食物、浓茶、含酒精和咖啡因类饮料。尽量避免服用非甾体抗炎药如阿司匹林、布洛芬等。

2. 药物治疗

(1)抑制胃酸分泌:消化性溃疡尤其是十二指肠溃疡的愈合与抑酸强度和时间成正比,目前常用的抑制胃酸分泌药物有H_2受体拮抗剂（如西咪替丁、雷尼替丁）及质子泵抑制剂（如奥美拉唑、泮托拉唑）。

（2）保护胃黏膜：使用较多的有硫糖铝、胶体果胶铋、枸橼酸铋钾等。

（3）根除幽门螺杆菌的治疗：对于幽门螺杆菌相关性溃疡，均应进行根除幽门螺杆菌治疗。具体治疗方案遵医嘱，疗程为10天或14天。

（4）非甾体抗炎药相关性溃疡的治疗和预防：具体情况请遵照医嘱执行，必要时停用或换用对胃黏膜损害较小的药物。

3. 外科手术治疗　　适用于少数有严重并发症的患者，如大量出血而内科治疗无效、急性穿孔、胃溃疡癌变等。

🍎 预后

有效的药物治疗可使溃疡的愈合率达到95%，病死率降至1%以下。死亡的主要原因是大出血和急性穿孔等并发症，尤其是老年患者或者其他伴有严重并发症的患者。

药 物 治 疗

🍎 治疗目标

本病的治疗目标为缓解症状，促进溃疡愈合，取得根治（幽门螺杆菌相关性溃疡）或预防（非甾体抗炎药相关性溃疡）。

🍎 常用药物

治疗消化性溃疡的常用药物见表4。

表4　治疗消化性溃疡的常用药物

常用药物	适应证	禁忌证	服用时间	不良反应	储存条件
奥美拉唑肠溶片/胶囊 艾司奥美拉唑肠溶片/胶囊 兰索拉唑肠溶片/胶囊 雷贝拉唑肠溶片/胶囊 泮托拉唑肠溶片/胶囊	用于消化性溃疡；与其他药物联用根除幽门螺杆菌	参见慢性胃炎章节	参见慢性胃炎章节	参见慢性胃炎章节	参见慢性胃炎章节
枸橼酸铋钾胶囊	可与其他药物组成四联方案根除幽门螺杆菌；用于慢性胃炎及缓解胃酸过多引起的胃痛、胃灼热感和反酸	对本品过敏者，严重肾病患者及妊娠期妇女禁用	餐前30分钟，第4次于晚餐后2小时	服药期间口内可能带有氨味，并可使舌苔大便呈灰黑色；停药后即自行消失；偶见恶心、便秘	遮光，密封，在阴凉、干燥处（不超过20℃）保存
胶体果胶铋胶囊	用于消化性溃疡，特别是幽门螺杆菌相关性溃疡；与其他药物组成四联方案根除幽门螺杆菌；也可用于慢性浅表性和萎缩性胃炎	对本品过敏者、妊娠期妇女禁用	餐前1小时及睡前	用药后大便可呈无光泽的黑褐色，但无其他不适属正常，停药后1～2天粪便色泽转为正常	密封，常温保存
阿莫西林胶囊	与其他药物联合用于根除幽门螺杆菌；也可用于敏感菌所致的上/下呼吸道感染、泌尿生殖道感染、皮肤软组织感染等	青霉素过敏及青霉素皮肤试验阳性患者禁用	餐后（用于根除幽门螺杆菌时）	恶心、呕吐、腹泻等胃肠道反应；皮疹、药物热等过敏反应	遮光，密封保存

续表

常用药物	适应证	禁忌证	服用时间	不良反应	储存条件
克拉霉素片	与其他药物联合用于根除幽门螺杆菌；也可用于敏感菌所引起的鼻咽感染、下呼吸道感染、皮肤软组织感染等	对大环内酯类药物过敏者，妊娠期妇女、哺乳期妇女，严重肝功能低下者，某些心脏病患者、水电解质紊乱患者及正在服用特非那丁治疗者禁用	餐后（用于根除幽门螺杆菌时）	恶心、呕吐、胃灼热、腹痛或腹泻，头痛和皮疹，停药后可恢复	遮光、密封，在阴凉干燥处（不超过20℃）保存
甲硝唑片	与其他药物联合用于根除幽门螺杆菌；也可用于肠道和肠外阿米巴病、阴道滴虫病感染、厌氧菌感染	活动性中枢神经系统疾病和血液病者，妊娠期及哺乳期妇女禁用	餐后（用于根除幽门螺杆菌时）	恶心、呕吐、食欲缺乏等最常见；口中金属味，尿液呈红色等均可逆，停药后自行恢复	遮光、密封保存
左氧氟沙星片	与其他药物联合用于根除幽门螺杆菌；也可用于呼吸系统、泌尿系统、生殖系统、皮肤软组织、肠道系统的感染等	对喹诺酮类药物过敏者，妊娠期及哺乳期妇女，18岁以下患者禁用	餐后（用于根除幽门螺杆菌时）	严重不良反应包括肌腱炎和肌腱断裂、周围神经病变、中枢神经系统的影响；其他如重症肌无力加重、过敏反应、光敏或过敏光毒性反应	遮光、密封保存

常用药物	适应证	禁忌证	服用时间	不良反应	储存条件
硫糖铝片	用于慢性胃炎及缓解胃酸过多引起的胃痛、胃灼热感、反酸	对本品过敏者及习惯性便秘者禁用	餐前1小时及睡前	口干、便秘等长期及大剂量使用可能引起低磷血症	密封、常温保存
西咪替丁片	用于消化性溃疡、反流性食管炎、应激性溃疡、胃泌素瘤	对本品过敏者禁用；禁与多非利特合用	餐后和（或）睡前	腹泻、乏力、头晕、嗜睡和皮疹较常见。久用或加大剂量时可出现男性乳房发育、阳痿和精神错乱	密封、遮光、常温保存
雷尼替丁胶囊	用于缓解胃酸过多所致的胃痛、胃灼热感、反酸	8岁以下儿童、妊娠期及哺乳期妇女禁用	清晨和睡前	恶心、皮疹、便秘、乏力、头痛、头晕等	密封、遮光、常温保存
法莫替丁胶囊	用于消化性溃疡出血、应激状态时并发的急性胃黏膜损害、非甾体抗炎药引起的消化道出血	对本品过敏者、对H₂受体拮抗剂过敏者、严重肾功能不全者、妊娠期及哺乳期妇女禁用	早、晚餐后或睡前	常见的不良反应有头痛、眩晕、便秘和腹泻	密封、遮光、常温保存

🍎 联合用药注意事项

奥美拉唑、法莫替丁、枸橼酸铋钾与其他抗酸药如铝碳酸镁等不宜同时服用,如需合用,应间隔1小时以上。

🍎 特殊人群用药指导

1. 儿童用药指导　　儿童患者使用质子泵抑制剂的临床数据较多的是奥美拉唑和兰索拉唑。左氧氟沙星等禁用于14岁以下儿童,具体药物选择请遵医嘱。

2. 青少年用药指导　　参见儿童用药指导部分,其中,左氧氟沙星等也禁用于14～18岁的青少年,具体药物选择请遵医嘱。

3. 老年人用药指导　　老年患者合并使用多种药物时,可考虑泮托拉唑、雷贝拉唑,具体药物选择遵医嘱。鉴于老年人肝肾功能多有不同程度的减退,用药期间需加强监测血常规、肝肾功能等指标。

4. 妊娠期妇女用药指导　　根除幽门螺杆菌的四联方案中克拉霉素等在妊娠期使用不安全,故建议在分娩结束后进行根治;如必须治疗,则禁用铋剂。针对出现消化性溃疡需要用药的情况,可选择兰索拉唑和奥美拉唑,具体药物选择遵医嘱,且用药期间需在专科医师的指导下定期孕检,严密监测胎儿的发育情况。

🍎 用药案例解析

案·例·1

病史:患者,男性,31岁。6个月前因黑便入院,诊断为十二指肠溃疡出血;偶尔饮酒,吸烟史10年,10～20支/天;幽门螺杆菌阴性,无非甾体抗炎药服用史。患者在住院期间接受抑酸治疗,无黑便等症状后出院。出院时,医师嘱其戒烟戒酒,继续口服奥美拉唑肠溶片,患者未予重视,服药不规律。此次又因"解黑便8小时伴头昏、口渴"再次入院。

解析:通过使用奥美拉唑等抑酸剂降低胃内酸度,是溃疡尤其是十二指肠溃疡的愈合有利因素。奥美拉唑治疗十二指肠溃疡的疗程为4～6周,该病患者需遵从医嘱,用足疗程,改正不良生活习惯,方可达到较好的治愈效果。

案·例·2

病史:患者,男性,59岁。37年前因胃溃疡、十二指肠憩室行胃大部切除术,近几年反复出现解黑便,胃镜提示吻合口溃疡。吸烟史20年,30支/天,饮酒史20年,100克/天,2009年戒烟戒酒。此次,因患者在家解2次黑便,不伴有不适感,患者自觉可以自行处理,服用云南白药胶囊治疗,后因效果不佳入院。入院后,综合胃镜和病理结果,该患者诊断:胃空肠吻合口溃疡伴出血;中度贫血;给予对症治疗,患者好转。

解析:消化性溃疡的患者常以中上腹痛、反酸和黑便为发病的主要表现,如果患者是初次出现这些症状,建议及时就诊,明确病因再用药,以防延误病情。该患者为胃大部切除术后,多次出现解黑便,胃镜亦提示吻合口溃疡,中度贫血状态,及时入院进行抑制胃酸等对症治疗较为合适。

案·例·3

病史:患者,男性,60岁。因"上腹部不适伴黑便2天,头昏、乏力1天"入院,诊断为十二指肠球部溃疡伴出血,幽门螺杆菌检测阳性,出院时给予奥美拉唑肠溶片+阿莫西林胶囊+

克拉霉素片＋枸橼酸铋钾胶囊四联方案,用药疗程为10天,停药1个月后,患者门诊复查幽门螺杆菌仍为阳性。追问其原因,患者承认自己用药不规律,经常漏服。

解析:对于消化性溃疡的患者,如果其存在幽门螺杆菌感染,是有根除指征的。目前,常用的疗程为10天或者14天,多选择四联方案。该患者幽门螺杆菌根除失败的主要原因为服药依从性较差,经常漏服。因此,建议患者务必遵循医嘱,规律用药,不规律用药不仅会导致根除失败,还会增加耐药风险,导致以后再次根除失败的风险增加。

温 馨 提 示

(1)重视消化性溃疡的治疗,遵医嘱用药且用足疗程。

(2)提高根除幽门螺杆菌治疗的依从性,积极参与治疗,并在完成全部治疗,药物停用1个月后进行幽门螺杆菌检测。

用 药 常 见 问 题 解 析

Q1 消化性溃疡治疗后还是经常有反酸、腹胀等不舒服的症状,能不能自己在家服用奥美拉唑肠溶胶囊?

答: 奥美拉唑肠溶胶囊自上市以来,因起效快、效果佳、不良反应较少而广泛应用于胃酸相关性疾病,但是随着应用增多,一些严重不良反应也逐步凸显。另外,反酸、腹胀的症状需要在临床医师明确诊断后再进行对症用药,不可简单抑酸以防贻误病情,故不建议患者在家自行服用奥美拉唑等质子泵抑制剂。

Q2 关节炎患者在长期服用布洛芬后出现消化性溃疡，待溃疡愈合后仍需要继续使用布洛芬治疗，该如何避免溃疡复发？

答： 患者如无法停用非甾体抗炎药，尤其是合用激素或有过溃疡病史患者，应考虑使用质子泵抑制剂如奥美拉唑等预防，并将布洛芬换成塞来昔布等对胃黏膜损伤较小的药物；如合并幽门螺杆菌感染，应进行根除治疗。

Q3 使用奥美拉唑类药物会导致骨折吗？

答： 短期、低剂量使用奥美拉唑类药物不会造成骨折，但服用超过1年或服用剂量较高（正常剂量的1.75倍甚至2倍）的患者，可能会增加髋骨、腕骨及脊柱骨折的风险，且50岁以上年龄组骨折风险概率更高。

Q4 哺乳期妇女能否服用兰索拉唑类药物？

答： 哺乳期妇女服用的药物几乎都会不同程度地进入乳汁，目前认为兰索拉唑等质子泵抑制剂均可进入乳汁，可能会对婴儿产生危害，故哺乳期妇女禁用质子泵抑制剂。如确需使用兰索拉唑，应权衡利弊，用药期间暂停哺乳。

Q5 十二指肠溃疡合并幽门螺杆菌感染，给予含有枸橼酸铋钾的四联方案根除幽门螺杆菌，铋剂不良反应是否很大？如果出现黑便等症状，如何区分是溃疡出血所致还是该药不良反应？

答： 铋剂与抗菌药物联用可降低幽门螺杆菌对抗菌药物的耐药性，提高根除率，且短期（2周）应用安全性高，因此推荐含铋剂四联疗法作为一线根除方案。消化性溃疡出血可表现为呕血、黑便,同时还可能出现头晕、乏力的表现,此外黑便水冲后会发红;铋剂引起的黑便不伴有上述症状,且黑便情况在停药后即自行消失,属于正常现象。

Q6 胃溃疡的患者根除幽门螺杆菌期间要不要服用益生菌?
答: 既往有报道提示益生菌与质子泵抑制剂、抗菌药物合用可提高幽门螺杆菌根除率,并能减少不良反应。但关于益生菌对根除幽门螺杆菌的作用,目前尚存在争议。国外的研究认为,在幽门螺杆菌根除治疗中,不推荐出于减轻腹泻等不良反应或提高根除率的目的而常规加用益生菌。

Q7 幽门螺杆菌阳性而无消化性溃疡的儿童需要治疗吗?
答: 我国目前儿童青少年幽门螺杆菌感染率为30% ～ 40%,但《第五次全国幽门螺旋杆菌感染处理共识报告》不建议对14岁以下儿童常规进行幽门螺杆菌感染的检测和治疗。对于已经发生幽门螺杆菌感染的儿童,如果没有必须治疗的指征,可以考虑在14岁以后再进行相关检测,届时如幽门螺杆菌感染仍然存在,可以考虑接受幽门螺杆菌的根除治疗。

周　莹

疾病六 功能性消化不良

疾 病 概 述

概述

    功能性消化不良指具有慢性消化不良症状,但经检查排除可以引起这些症状的器质性疾病的一组临床症状。该病是临床上最常见的一种功能性胃肠病。在我国,该病患者占胃肠病专科门诊患者的50%,全世界的研究也显示该病的患病率约25%。

分类

    该病分为餐后不适综合征和上腹痛综合征两个亚型。前者表现为餐后饱胀和早饱,后者主要表现为上腹痛和上腹部烧灼感,两型可有重叠。

发病原因

    该病的发病原因目前并不清楚,可能与多种因素有关。目前,已证明该病患者存在以下改变:胃肠动力障碍、内脏感觉高敏、胃底对食物的容受性舒展功能下降等。此外,还与精神、遗传、饮食、生活方式等因素有关。

🍎 临床表现

该病并无特征性的临床表现,主要有餐后饱胀、早饱感、上腹饱痛、灼烧感、嗳气、食欲缺乏等,以某一个或一组症状为主。该病起病多缓慢,病程呈持续性或反复发作。上腹痛为常见症状,常与进食有关,表现为餐后痛。不少患者也可同时伴有头痛、焦虑、失眠等精神症状。

🍎 治疗选择

1. 一般治疗 建立良好的生活习惯,避免烟、酒及非甾体抗炎药。采用低脂食谱,或全日实行少食多餐,可使该病症状减轻。

2. 药物治疗 目前无特效药,疗效也因人而异,主要是经验性治疗。

(1)抗酸剂:如铝碳酸镁等可减轻症状,但疗效不如抑酸剂。

(2)抑酸药:如西咪替丁等H_2受体拮抗剂及奥美拉唑等质子泵抑制剂,适用于上腹痛为主要症状的患者。

(3)促胃肠动力药:如多潘立酮、枸橼酸莫沙必利等,适用于上腹胀、早饱、嗳气为主要症状的患者。

(4)抗焦虑和抑郁药:对于上述治疗反应效果不佳而伴有精神症状明显的患者可试用如阿普唑仑等抗焦虑药物及阿米替林等抗抑郁药物。

(5)根除幽门螺杆菌感染的药物:应用抑酸剂、促动力药等治疗无效时,如患者有幽门螺杆菌感染,建议向患者充分解释根除治疗的利弊,征得同意后予以铋剂+质子泵抑制剂+两种抗菌药根除治疗。

(6)助消化药:消化酶可作为治疗消化不良的辅助用药,如复方消化酶,可改善与进餐相关的腹胀、食欲缺乏等症状。

预后

功能性消化不良是低风险和预后良好的疾病，处置得当不会有病情加重甚至影响生命的不良预后；再者，经过调整生活方式和适当的治疗，该病的症状能够得到较明显的缓解和控制；如果诱因不能祛除，该病可能会反复发作。

药 物 治 疗

治疗目标

功能性消化不良的治疗目标为缓解症状、提高患者的生活质量。

常用药物

治疗功能性消化不良药物见表5。

联合用药注意事项

（1）铝碳酸镁与华法林、法莫替丁等合用时，应间隔1～2小时。

（2）甲氧氯普胺与西咪替丁、地高辛同用，应间隔2小时服用；与能导致锥体外系反应的药物如氯丙嗪等合用时，锥体外系反应发生率与严重性均可有所增加。

（3）多潘立酮不宜与抗酸剂如铝碳酸镁和抑酸药如奥美拉唑同时服用。

（4）枸橼酸莫沙必利与抗胆碱能药品如阿托品、东莨菪碱合用应间隔使用。

表5 治疗功能性消化不良药物

常用药物	适应证	禁忌证	服用时间	不良反应	储存条件
铝碳酸镁片	适用于与胃酸有关的胃部不适症状,如胃痛、胃灼热感、酸性嗳气、饱胀等和慢性胃炎	对本品过敏者、严重肾功能不全者、低磷血症者禁用	餐后1~2小时、睡前或胃部不适时	偶见便秘、稀便、口干和食欲缺乏;大剂量服用可导致软糊状便、大便次数增多、腹泻、呕吐和过敏反应	密封保存
奥美拉唑肠溶片/胶囊					
兰索拉唑肠溶片/胶囊					
泮托拉唑肠溶片/胶囊	用于以上腹痛为主要症状的功能性消化不良及与其他药物联用根除幽门螺杆菌	参见消化性溃疡章节	参见慢性胃炎章节	参见慢性胃炎章节	参见慢性胃炎章节
雷贝拉唑肠溶片/胶囊					
艾司奥美拉唑肠溶片/胶囊					
西咪替丁片	用于消化性溃疡、反流性食管炎、应激性溃疡、胃泌素瘤				
雷尼替丁胶囊	用于缓解胃酸过多所致的胃痛、胃灼热感、反酸,用于消化性溃疡出血、应激状态时并发的急性胃黏膜损害、非甾体抗炎药引起的消化道出血	参见消化性溃疡章节	参见慢性胃炎章节	参见慢性胃炎章节	参见慢性胃炎章节
法莫替丁胶囊					

续表

常用药物	适应证	禁忌证	服用时间	不良反应	储存条件
甲氧氯普胺片	用于各种病因所致恶心、呕吐、嗳气、消化不良、胃胀、胃酸过多等症状的对症治疗	对普鲁卡因（胺）过敏者禁用；癫痫、胃肠道出血、机械性肠梗阻或穿孔、嗜铬细胞瘤患者禁用；不可用于因行化疗和放疗而呕吐的乳腺癌患者	餐前及睡前	昏睡、烦躁不安、疲惫无力	密封保存
多潘立酮片	用于消化不良、腹胀、嗳气、恶心、呕吐、腹部胀痛	机械性消化道梗阻、消化道出血、穿孔、嗜铬细胞瘤、催乳素瘤、乳腺癌、中重度肝功能不全的患者禁用	餐前15～30分钟	锥体外系反应、口干、轻度腹部痉挛等、常	遮光、密封、常温保存
枸橼酸莫沙必利片	用于功能性消化不良伴有胃灼热、早饱、恶心、呕吐、上腹胀等消化道症状	对本品过敏者禁用	餐前	腹泻、腹痛、口干、皮疹、头晕等、常	遮光、密封、常温保存
伊托必利片	用于功能性消化不良引起的各种症状	对本品成分过敏者、存在胃肠道出血、机械梗阻或穿孔时禁用	餐前	腹泻、腹痛、皮疹发热、瘙痒等、常	遮光、密封、常温保存

续表

常用药物	适应证	禁忌证	服用时间	不良反应	储存条件
复方阿嗪米特片	用于因胆汁分泌不足或消化酶缺乏而引起的症状	肝功能障碍、因胆石症引起胆绞痛、胆管阻塞、急性肝炎患者等禁用	餐后	尚未见严重的不良反应	遮光、密封，在阴凉干燥处（不超过20℃）保存
复方消化酶胶囊	用于改善食欲缺乏、胃胀、腹痛和腹胀等消化不良症状	对本制剂的成分有过敏史者、对猪蛋白过敏者禁用	餐后	过敏症状：打喷嚏、流泪、皮肤发红或皮疹	密封，室温保存
氟哌噻吨美利曲辛片	功能性消化不良伴有轻、中度抑郁和焦虑	对本品一成分过敏者禁用；循环衰竭、任何原因引起的中枢神经系统抑制患者禁用；禁止与单胺氧化酶抑制剂同用	早晨服用或早晨、中午各1次	失眠、不安、躁动、嗜睡、晨颤、头晕、口干、便秘、疲劳等	25℃以下保存
阿米替林片	主要用于治疗焦虑性或激动性抑郁症	严重心脏病、近期有心肌梗死发作史、癫痫、青光眼、尿潴留、甲状腺功能亢进、肝功能损害、对本类药物过敏者及6岁以下儿童禁用	睡前	多汗、口干、视物模糊、排尿困难、便秘、嗜睡、震颤、眩晕等多见	遮光、密封保存

🍎 特殊人群用药指导

1. 儿童用药指导　　儿童患者不宜使用甲氧氯普胺，可选用多潘立酮、枸橼酸莫沙必利等药物，具体药物选择应遵医嘱。但儿童机体发育尚未完全，使用多潘立酮应尽量短期使用，从而降低不良反应的发生。

2. 青少年用药指导　　参见儿童用药指导。

3. 老年人用药指导　　老年患者尤其是虚弱的老年人除轻度胃瘫外，如需选用促动力药应避免选用甲氧氯普胺；选用多潘立酮也应监控剂量和疗程；选用枸橼酸莫沙必利应避免与氟卡尼等药物同用，可选用伊托必利。如患者正在服用抗血小板聚集药物，优先选用泮托拉唑或雷贝拉唑。具体药物选择应遵医嘱。但老年人肝肾功能多有不同程度减退，存在基础疾病较多，用药期间需加强监测血常规、肝肾功能、心脏方面等指标。

4. 妊娠期妇女用药指导　　妊娠期患者可以选择的药物较少，如多潘立酮、兰索拉唑等，需衡量利弊选择药物并在专科医师指导下用药。

🍎 用药案例解析

案·例·1

病史：患者，男性，13 岁。因早饱、餐后加重入院，诊断为功能性消化不良，出院后给予多潘立酮片、兰索拉唑肠溶片治疗，患者因担心多潘立酮片的不良反应，3 天后自行停药，导致治疗失败。

解析：儿童功能性消化不良患者可根据其症状，选用 2 周的促动力药、抑酸药和抗酸药。《中国功能性消化不良专家共识意见》(2015 年)推荐的多潘立酮是一种常见的促动力药，但在长期使用中可能会导致血泌乳素升高,个别患者会出现乳房胀痛或泌乳现象,但停药后即可恢复,并不影响患儿的生长发育。该患者因担心多潘立酮的不良反应,自行停药导致治疗失败。

案·例·2

病史: 患者,女性,56岁。因间断性上腹部烧灼感多次在门诊就诊,诊断为功能性消化不良,嘱其服用雷贝拉唑钠肠溶片,患者缓解后间断服药,1周后又因上腹部烧灼感入院就诊。

解析: 老年功能性消化不良患者,推荐遵医嘱服药,建议其可在2周的经验性治疗后复诊,如效果不佳可在医师指导下调整治疗方案。雷贝拉唑等抑酸剂适用于与进餐无关的中上腹痛、烧灼感的功能性消化不良患者,且要求抑酸时间超过12小时,患者擅自停药造成被抑制的质子泵"复活",胃的烧灼感也会再次出现。

温馨提示

功能性消化不良的经验性治疗疗程为2～4周,建议遵医嘱用药。

用药常见问题解析

Q1 功能性消化不良患者检测出幽门螺杆菌阳性,要不要根除?

答: 功能性消化不良患者的幽门螺杆菌感染率比较高。目前的研究显示行根除治疗可以改善部分患者的症状。有幽门螺杆菌感染的该病患者经经验性治疗无效后,可进行根除治疗,具体根除方案请遵照医嘱。

Q2 胰酶及其制剂是否需与抗酸药合用?

答： 胰酶及其制剂在中性和微碱性时效力最好。抗酸剂如铝碳酸镁、抑酸剂如奥美拉唑可使胃内酸性下降,使胰酶不宜被胃酸破坏,故胰酶及其制剂与此类药物合用疗效较好。

Q3 功能性消化不良患者可以长期服用多潘立酮吗?

答： 多潘立酮长期使用可出现心脏的副作用。如使用该药3天而症状未缓解,请咨询医师或药师。该药物的使用时间一般不建议超过2周。

Q4 哺乳期的妇女可以使用枸橼酸莫沙必利治疗功能性消化不良吗?

答： 枸橼酸莫沙必利是常用的胃肠动力药,主要不良反应有腹泻、腹痛、口干、皮疹和头晕等。目前,缺少哺乳期应用的安全性数据,应慎用或避免使用。

Q5 伊托必利适合老年功能性消化不良患者吗?

答： 伊托必利可加速胃排空,减少胃十二指肠反流,从而发挥促动力作用,对于功能性消化不良疗效确切。与甲氧氯普胺和多潘立酮相比,伊托必利较少进入脑内,不引起中枢神经系统相关不良反应,很少引起泌乳素升高和心脏毒性。其作为新一代疗效和安全性俱佳的促动力药,尤其适合老年患者。

Q6 功能性消化不良患者能长期使用甲氧氯普胺吗？

答： 甲氧氯普胺能通过血脑屏障，引起明显的锥体外系副作用和泌乳反应，故不适于功能性消化不良患者长期使用。若需长期使用，可在医师指导下选用枸橼酸莫沙必利、伊托必利。

周　莹

疾病七 肠易激综合征

疾 病 概 述

概述

肠易激综合征是一种以腹痛或腹部不适伴排便习惯改变为特征而无器质性病变的常见功能性肠病。其在欧美国家成人患病率为10% ~ 20%，我国为10%左右。患者以中青年居多，老年人初次发病者少见，男女比例约为1 ： 2。

分类

肠易激综合征根据排便特点和粪便的性状可分为腹泻型、便秘型和混合型。西方国家便秘型多见，我国则以腹泻型为主。

发病原因

肠易激综合征病因尚不清楚，目前认为是多种因素共同作用的结果，包括遗传因素、精神心理异常、肠道感染、黏膜免疫和炎性反应、脑-肠轴功能紊乱、胃肠道动力异常、内脏高敏感、食物不耐受和肠道菌群紊乱等。

🍃 临床表现

最主要的临床表现是腹痛或腹部不适、排便习惯和粪便性状的改变。腹痛或腹部不适排便或排气后缓解，极少有睡眠中痛醒者。腹泻型肠易激综合征常排便较急，粪便呈糊状或稀水样，一般每天 3～5 次，少数严重发作期可达十余次，可带有黏液，但无脓血。部分患者腹泻与便秘交替发生。便秘型肠易激综合征常有排便困难，粪便干结、量少，呈羊粪状或细杆状，表面可附黏液。常伴腹胀、排便不净感，部分患者同时有消化不良症状和失眠、焦虑、抑郁、头昏、头痛等精神症状。

🍃 治疗选择

1. 一般治疗　建立良好的生活习惯。饮食上避免诱发症状的食物，一般而言宜避免产气的食物如乳制品、大豆等。高纤维食物有助改善便秘。

2. 药物对症治疗　①解痉药如匹维溴铵片；②止泻药如蒙脱石散；③泻药如乳果糖口服液；④抗抑郁药如氟哌噻吨美利曲辛；⑤微生态制剂如双歧杆菌三联活菌。

3. 心理治疗　症状严重而顽固，经一般治疗和药物治疗无效者应考虑予以心理行为治疗，包括心理治疗、认知疗法、催眠疗法和生物反馈疗法等。

🍃 预后

肠易激综合征呈良性过程，症状可反复或间歇发作，影响生活质量，但一般不会严重影响全身情况。

--- **药 物 治 疗** ---

🌿 治疗目标

肠易激综合征的治疗目标为改善临床症状，提高患者的生活质量。

🌿 常用药物

治疗肠易激综合征的常用药物见表6。

🌿 联合用药注意事项

（1）蒙脱石散如与其他药物合用，建议间隔一段时间服用。

（2）聚乙二醇4000散最好与其他药物间隔较长一段时间服用（至少2小时）。

（3）双歧杆菌三联活菌/酪酸梭菌活菌片/酪酸梭菌二联活菌/枯草杆菌二联活菌与制酸药如铝碳酸镁、铋剂如胶体果胶铋、抗菌药、蒙脱石散等合用，应错时分开服用。

🌿 特殊人群用药指导

1. 儿童用药指导　　不推荐儿童患者使用匹维溴铵片；洛哌丁胺禁用于2岁以下儿童患者，5岁以下儿童不宜使用胶囊制剂；复方地芬诺酯可导致呼吸抑制，2岁以下儿童禁用；聚乙二醇4000散不推荐8岁以下儿童使用；儿童推荐使用蒙脱石散、乳果糖口服液、双歧杆菌三联活菌、酪酸梭菌活菌、枯草杆菌二联活菌，具体药物选择应遵医嘱。

表6　治疗肠易激综合征的常用药物

常用药物	适应证	禁忌证	服用时间	不良反应	储存条件
匹维溴铵片	用于与肠道功能紊乱有关的疼痛、排便异常和胃肠不适，与胆道功能紊乱有关的疼痛	妊娠期妇女忌服	餐时	极少数出现轻微的胃肠不适，极个别人出现皮疹样过敏反应	避光，干燥处保存
曲美布汀片	用于肠易激综合征，胃肠道运动功能紊乱引起的食欲缺乏、恶心、呕吐、腹胀腹痛、腹泻便秘等症状的改善	对本品过敏者禁用	餐前	偶有口渴、口内麻木、腹鸣、腹泻、便秘和心动过速、困倦、眩晕、头痛、皮疹等	密封，干燥处保存
洛哌丁胺胶囊	止泻药，用于控制急、慢性腹泻的症状	对本品过敏者	餐前、餐后皆可	不良反应较轻，可出现过敏如皮疹等，消化道症状如便秘、口干、腹胀、食欲缺乏，胃肠胀气、恶心、呕吐及头晕头痛等	密封，干燥处保存
复方地芬诺酯片	用于急、慢性功能性腹泻及慢性肠炎	严重溃疡性结肠炎患者有发生中毒性巨结肠的可能，应禁用	餐后	偶见口干、恶心、呕吐、头痛、嗜睡、抑郁、烦躁、失眠、皮疹、腹胀及肠梗阻，减量或停药后消失	密闭，遮光保存
蒙脱石散	用于成人及儿童急、慢性腹泻	尚不明确	餐前	少数人可能产生轻度便秘	密封，干燥处保存

续表

常用药物	适应证	禁忌证	服用时间	不良反应	储存条件
聚乙二醇4000散	用于成人及8岁以上儿童（包括8岁）便秘的症状治疗。儿童为短期治疗，最长疗程不应超过3个月	①小肠或结肠疾病患者禁用，如炎症性肠病、肠梗阻、肠穿孔、胃潴留、消化道出血、中毒性结肠炎、中毒性巨结肠或肠扭转患者；②未诊断明确的腹痛症状，已知对聚乙二醇或本品的其他成分过敏者禁用，因本品含有山梨糖醇、果糖不耐受患儿禁用	餐前、餐后皆可	①可能出现腹泻，停药后24～48小时即可消失，随后可减少剂量继续治疗；②肠功能可能紊乱患者有可能出现腹痛；③据报道偶有腹胀和恶心；④罕有过敏性反应，如皮疹、荨麻疹和水肿，等特例报道有过敏性休克	30℃以下密闭保存
乳果糖口服液	用于慢性或习惯性便秘，调节结肠的生理节律；肝性脑病	①半乳糖血症、肠梗阻、急性腹痛，对乳果糖及其组分过敏者禁用；②禁与其他导泻剂同时使用	早餐时	治疗初始几天可能会有腹胀，继续治疗即可消失，当剂量高于推荐治疗剂量时，可能会出现腹痛和腹泻，此时应减少使用剂量。长期大剂量使用，患者可能会因腹泻与出现电解质紊乱	避光，10～25℃保存

续表

常用药物	适应证	禁忌证	服用时间	不良反应	储存条件
双歧杆菌三联活菌胶囊	用于肠道菌群失调引起的肠功能紊乱,如急、慢性腹泻及便秘等	对本品过敏者禁用	餐后	未见不良反应	2～8℃遮光保存
酪酸菌活菌片	用于因肠道菌群紊乱引起的各种消化道症状及相关的急、慢性腹泻和消化不良等	对微生态制剂有过敏史者禁用	餐前、餐后皆可	在临床研究中,未见不良反应	在室温干燥处保存
酪酸梭菌二联活菌胶囊	用于急性非特异性感染引起的腹泻,抗生素、慢性肝病等多种原因引起的肠道菌群失调及相关的急、慢性腹泻和消化不良	对微生态制剂有过敏史者禁用	餐前、餐后皆可	仅个别患者出现皮疹,可自行消退	2～8℃遮光保存,可
枯草杆菌二联活菌颗粒	用于因肠道菌群失调引起的腹泻、便秘、胀气、消化不良等	对本品过敏者禁用	餐前、餐后皆可	推荐剂量未见不良反应,罕见腹泻次数增加,停药后可恢复	密闭,25℃以下避光干燥处保存

2. 青少年用药指导　青少年患者可选用匹维溴铵片、洛哌丁胺胶囊、复方地芬诺酯片、蒙脱石散、聚乙二醇4000散、乳果糖口服液、双歧杆菌三联活菌片、酪酸梭菌活菌片、枯草杆菌二联活菌片,具体药物选择应遵医嘱。但青少年期发育仍未完全,使用上述药物期间需加强监测,预防不良反应的发生。

3. 老年人用药指导　老年患者可选用匹维溴铵片、洛哌丁胺片、蒙脱石散、复方地芬诺酯片、聚乙二醇4000散、乳果糖口服液、双歧杆菌三联活菌片、酪酸梭菌活菌片、枯草杆菌二联活菌片,具体药物选择应遵医嘱。但老年人肝肾功能多有不同程度减退,用药期间需加强监测,预防不良反应的发生。

4. 妊娠期妇女用药指导　妊娠期患者禁用匹维溴铵片、复方地芬诺酯片,可使用较安全的蒙脱石散、乳果糖口服液、枯草杆菌二联活菌片;洛哌丁胺片、聚乙二醇4000散应于权衡利弊后使用;双歧杆菌三联活菌片、酪酸梭菌活菌片对妊娠期妇女的作用尚不明确,具体药物选择应遵医嘱。且妊娠期妇女用药期间需在专科医师的指导下定期孕检,严密监测胎儿的发育情况。

用药案例解析

案·例·1

　病史:患者,男性,45岁。诊断为肠易激综合征半年,每天稀便4~5次,患者遂自行购买蒙脱石散及双歧杆菌三联活菌胶囊口服治疗,患者每天餐后同时服用以上两种药物,1周后患者腹泻症状好转不明显,每天稀便仍有3~4次,遂来院治疗。

　解析:腹泻型肠易激综合征选择蒙脱石散及双歧杆菌三联活菌胶囊较为合适,但该患者两种药物餐后同时服用,蒙脱石散具有吸附作用，餐后服用时饮食可能会使蒙脱石散疗效减弱，而蒙脱石散又可吸附双歧杆菌三联活菌，使后者疗效减弱，从而导致腹泻症状改善不佳，故建议蒙脱石散于餐前空腹服用，而双歧杆菌三联活菌胶囊于餐后服用。

案·例·2

　　病史：患者，女性，56岁。诊断为肠易激综合征，每天稀便5～6次，患者未到医院就诊，自行在药店购买抗菌药物治疗，患者服药后临床症状未缓解。

　　解析：肠易激综合征为功能性疾病，一般只需给予对症治疗药物，无须常规给予抗菌药，否则反而会导致副作用的发生。

案·例·3

　　病史：患者，女性，65岁。门诊诊断为肠易激综合征，医师开具双歧杆菌三联活菌胶囊对症处理，患者未按药师嘱咐将药物放置冰箱冷藏。

　　解析：双歧杆菌三联活菌为活菌制剂，对于肠易激综合征有较好疗效，但该药受温度影响较大，必须放置于2～8℃冰箱冷藏，否则会使药效下降。

温 馨 提 示

　　（1）肠易激综合征治疗药物较为安全，但仍应严格遵循药品说明书的要求使用及储存。

　　（2）肠易激综合征为功能性疾病，一般只需给予对症治疗药物，无须常规给予抗菌药，否则反而会导致副作用的发生。

用 药 常 见 问 题 解 析

Q1 为什么医师有时候会为肠易激综合征患者开具抗焦虑药物？

答： 抗焦虑药物亦能够有效改善肠易激综合征症状，但只推荐短期应用于有显著焦虑情绪或行为的患者。肠易激综合征患者伴有的精神和心理障碍达到显性专业诊断程度时，需由精神专科资质的医师诊断和处置。

Q2 可以吃中药治疗肠易激综合征吗？

答： 中药可能对改善肠易激综合征症状有一定疗效，近年来已有很多应用中药治疗肠易激综合征的报道，中药可以有效改善肠易激综合征患者腹痛、腹胀、腹泻、便秘和总体症状。虽然中药对肠易激综合征在临床上表现出一定的疗效，但仍需要进一步研究证实，患者需在中医师指导下使用中药治疗。

Q3 肠易激综合征患者需要吃抗菌药物吗？

答： 肠易激综合征患者无须常规口服抗菌药物，特别是腹泻型肠易激综合征患者禁忌使用抗菌药物，因为长期使用抗菌药不仅起不到治疗作用，反而会使菌群失调导致腹泻加重。

Q4 肠易激综合征患者使用匹维溴铵有什么作用？

答： 肠易激综合征患者疼痛等症状与肠道平滑肌痉挛有关，匹维溴铵可直接作用于平滑肌，缓解平滑肌痉挛，显著改善肠易激综合征患者腹痛和总体症状。

Q5 肠易激综合征患者使用哪种微生态制剂好,双歧杆菌三联活菌还是酪酸梭菌活菌片?

答: 肠易激综合征患者主要表现为粪便乳酸菌和双歧杆菌的水平降低,双歧杆菌三联活菌主要成分为双歧杆菌、嗜酸乳杆菌和粪肠球菌;酪酸梭菌活菌片主要成分为酪酸梭菌,以上两种药物都可以用于肠易激综合征患者,但双歧杆菌三联活菌效果更佳。

Q6 肠易激综合征患者可以同时服用匹维溴铵与曲美布汀吗?

答: 匹维溴铵与曲美布汀均为解痉剂,肠易激综合征患者用药后可缓解平滑肌痉挛,改善患者腹痛症状,但两者作用相同,使用一种即可,无须同时服用。

Q7 便秘型肠易激综合征患者能长期使用番泻叶吗?

答: 番泻叶适合于急性便秘,不适用于慢性、习惯性便秘,番泻叶不能长期大量服用,随着使用时间的增长,常常需要增加剂量才能见效,且停用番泻叶后便秘会变得更加严重,所以不推荐便秘型肠易激综合征患者长期使用番泻叶。

雷芳芳

疾病八 肠 结 核

疾 病 概 述

概述

肠结核是结核分枝杆菌引起的肠道慢性特异性感染,本病一般见于中青年,女性稍多于男性,比例约为1.85 ∶ 1。近年,人类免疫缺陷病毒感染率增高、免疫抑制剂的广泛使用等导致部分人群免疫力低下,从而使本病的发病有所增加。

分类

肠结核主要位于回盲部,也可累及结肠和直肠。结核菌数量、毒力和人体对结核菌的免疫力与过敏反应程度导致不同的病理类型。肠结核可分为溃疡型肠结核(约占60%)、增生型肠结核(约占10%)、混合型肠结核(约占30%)。

发病原因

肠结核主要由人型结核分枝杆菌引起。少数地区因饮用未经消毒的带菌牛奶或乳制品而发生牛型结核分枝杆菌肠结核。

临床表现

1. 腹痛　　为最常见的症状，多位于右下腹或脐周，间歇发作，餐后加重，常有腹鸣，排便或肛门排气后缓解。其发生可能与进餐引起胃肠反射或肠内容物通过炎症、狭窄肠段从而引起局部肠痉挛或加重肠梗阻有关。

2. 大便习惯改变　　由于肠结核造成肠功能紊乱，30%患者出现腹泻与便秘交替症状。溃疡型肠结核以腹泻多见，粪便呈糊样或水泻样，严重者可含黏液，但多无脓血，不伴里急后重。有时腹泻与便秘交替。增生型肠结核常以便秘为主要表现。

3. 腹部肿块　　多位于右下腹，较固定、轻至中度压痛，多见于增生型肠结核。而溃疡型肠结核患者亦可因病变肠段与周围肠段、肠系膜淋巴结粘连形成腹部包块。

4. 全身症状和肠外结核表现　　结核毒血症状多见于溃疡型肠结核，为长期不规则低热、盗汗、消瘦、贫血和乏力，如同时有活动性肠外结核也可呈弛张热或稽留热。增生型者全身情况一般较好，无明显结核毒血症状。并发症见于晚期患者，以肠梗阻及合并结核性腹膜炎多见，瘘管、腹腔脓肿、肠出血少见。

治疗选择

1. 一般治疗　　充分的休息与营养可提高患者的抵抗力，是治疗的基础。

2. 抗结核化学药物治疗　　是本病治疗的关键，治疗原则为早期、联合、适量、规律和全程用药。

3. 对症治疗　　腹痛可用解痉药，严重腹泻应用止泻药。摄入不足或腹泻严重者应注意纠正水电解质与酸碱平衡紊乱。对不完全性肠梗阻患者，需进行胃肠减压。

4.手术治疗　　适应证包括：①完全性肠梗阻；②急性肠穿孔或慢性肠穿孔瘘管形成经内科治疗而未能闭合者；③肠道大量出血经积极抢救不能有效止血者；④诊断困难需剖腹探查者。

🍂 预后

在抗结核药出现之前肠结核预后差，病死率高。抗结核药在临床的广泛应用使肠结核的预后大为改观，特别是对黏膜结核，包括肠结核在内的疗效尤为显著。本病的预后取决于早期诊断和及时治疗。若病变尚在渗出阶段，经治疗后可痊愈，预后良好。合理选用抗结核药物，保证充分剂量与足够疗程，是决定预后的关键。

——药 物 治 疗——

🍂 治疗目标

肠结核的治疗目标为消除症状、改善全身情况、促使病灶愈合及防治并发症。

🍂 常用药物

治疗肠结核的常用药物见表7。

🍂 联合用药注意事项

异烟肼与利福平合用时可增加肝毒性的危险性，尤其是已有肝功能损害者或为异烟肼快代谢者，因此在疗程的前3个月应密切随访有无肝毒性征象出现。

表7　治疗肠结核的常用药物

常用药物	适应证	禁忌证	服用时间	不良反应	储存条件
异烟肼片	与其他抗结核药联合，适用于各型结核病的治疗	肝功能不正常者、精神病患者和癫痫患者禁用	餐前、餐后皆可	治疗量的异烟肼不良反应少，毒性小。可发生周围神经病（肌肉痉挛、四肢麻木、视神经炎、视神经委缩等），尤其是嗜酒、糖尿病、肾脏疾病、营养不良的患者。同服维生素B_6可防止和减轻周围神经病	遮光，密封，在干燥处保存
利福平胶囊	与其他抗结核药联合，适用于各型结核病的治疗	对本品或利福霉素类抗菌药过敏者、肝功能严重不全、胆道阻塞者和3个月以内妊娠期妇女禁用	餐前	①常见不良反应有消化道症状（恶心、呕吐、食欲缺乏等）、肝功能受损；②服药后排泄物呈橘红色；③长期大量用药时，不良反应多且严重，如流感样症状、血液系统反应和肝毒性	密封，在阴暗干燥处保存
乙胺丁醇片	与其他抗结核药联合，适用于各型结核病的治疗	尚不明确	餐前、餐后皆可	①球后视神经炎（视物模糊、红绿色盲、视野受限）；②抑制尿酸排泄，可发生高尿酸血症；③肝功能损害	遮光，密封保存
吡嗪酰胺片	与其他抗结核药联合，适用于各型结核病的治疗	尚不明确	餐前、餐后皆可	①常见不良反应有关节痛（由于高尿酸血症引起，常轻度，有自限性）；②较少见的不良反应有食欲减退、发热、乏力或软弱、眼或皮肤黄染（肝毒性）、畏寒	遮光，密封保存

续表

常用药物	适应证	禁忌证	服用时间	不良反应	储存条件
利福喷汀胶囊	与其他抗结核药联合，适用于各型结核病的治疗	对本品或利福霉素类抗菌药的过敏者，肝功能严重不全、胆道阻塞者和妊娠期妇女禁用	餐前	不良反应比利福平轻微，少数病例可出现白细胞和血小板减少、ALT升高、皮疹、头昏、失眠等。胃肠道反应较少，应用本品未发现流感症候群和免疫性血小板降低，也未发现过敏性休克样反应	遮光，密封保存
注射用链霉素	与其他抗结核药联合用于结核分枝杆菌所致各种结核病的初治病例或其他敏感分枝杆菌感染	对链霉素或其他氨基糖苷类过敏的患者禁用	—	①血尿、排尿次数减少或尿量减少、食欲减退、口渴等肾毒性症状。少数可使血液中尿素氮及肌酐值增高；影响前庭功能时可有步履不稳、耳部饱满感、眩晕等症状；影响听神经出现听力减退、耳部饱满感。②部分患者可出现面部或四肢麻木、针刺感等周围神经炎症状。③偶可发生视力减退（视神经炎）、嗜睡、软弱无力、呼吸困难等神经肌肉阻滞症状、偶可出现皮疹、瘙痒、红肿。少数患者停药后仍可发生听力减退、耳鸣、耳部饱满感等耳毒性症状，应引起注意	密闭，在干燥处保存

注：ALT为丙氨酸转氨酶，即谷丙转氨酶（GPT）。

🍂 特殊人群用药指导

1. 儿童用药指导 　儿童患者可按儿童用量使用异烟肼,5岁以下儿童不推荐使用利福平、利福喷汀,13岁以下儿童患者不建议使用乙胺丁醇。儿童患者亦不宜使用吡嗪酰胺,应慎用链霉素,尤其早产儿及新生儿的肾脏组织尚未发育完全,使本类药物的半衰期延长,药物易在体内积蓄而产生毒性反应,具体药物选择应遵医嘱。

2. 青少年用药指导 　青少年患者可选用异烟肼、利福平、乙胺丁醇、吡嗪酰胺、利福喷汀、链霉素,具体药物选择应遵医嘱。但青少年期发育仍未完全,使用上述药物期间需加强监测,预防不良反应的发生。

3. 老年人用药 　老年患者可选用异烟肼、利福平、乙胺丁醇、利福喷汀,但老年患者肝肾功能有所减退,需调整用量,建议做到个体化给药;无可靠的老年患者应用吡嗪酰胺的参考文献,因此不建议老年患者使用吡嗪酰胺。老年患者应用链霉素后易产生各种毒性反应,应尽可能在疗程中监测血药浓度。老年人的肾功能有一定程度生理性减退,即使肾功能测定值在正常范围内仍应采用较小治疗量。老年患者用药期间需加强监测,预防不良反应的发生。

4. 妊娠期妇女用药指导 　妊娠期患者禁用利福平、利福喷汀;应用异烟肼、乙胺丁醇、吡嗪酰胺、链霉素时必须充分权衡利弊,具体药物选择应遵医嘱,且用药期间需在专科医师的指导下定期孕检,严密监测胎儿的发育情况。

🍂 用药案例解析

案·例· 1

病史:患者,女性,56岁。住院期间明确诊断为肠结核,出院后继续给予口服抗结核药物治疗,1个月后患者自感临床症状明显好转,遂自行停药,2周后再次出现发热等不适症状来院就诊。

解析: 肠结核患者抗结核治疗期间不能随意停药或减量,必须按疗程服用药物,需服药至少6个月以上,然后根据病情在医师指导下停药。抗结核治疗疗程不足必将导致疾病复发或加重。

案·例·2

病史: 患者,女性,45岁。住院诊断为肠结核,出院时继续口服抗结核药物治疗,医师告知1周后门诊复查肝功能,警惕出现肝损伤。但该患者并未重视,1个月后出现眼黄、尿黄伴全身皮肤黄染,检测肝功能发现指标明显升高,属于重度肝功能损害,需要住院治疗。

解析: 现有的大部分抗结核药物都可引起肝功能损害,而治疗时多种抗结核药物联用,导致发生肝损伤的风险又明显增加。抗结核药物导致的肝损伤最易发生在治疗1周至3个月,在这段时间内应每1～2周复查1次肝功能指标,以便及时发现肝功能损伤调整用药,此后若肝功能正常则可每月监测。

案·例·3

病史: 患者,男性,55岁。住院诊断为肠结核,住院期间病情好转,出院时继续口服抗结核药物异烟肼片＋利福平胶囊＋吡嗪酰胺片＋乙胺丁醇片,患者既往有饮酒史,出院后服用药物的同时,未停止饮酒,2周后患者出现明显肝功能异常,再次来院治疗。

> **解析**：首先，酒精本身可导致肝脏的损伤。其次，服用抗结核药物期间饮酒，易引起抗结核药物诱发的肝脏毒性反应，同时加速抗结核药物的代谢，导致抗结核作用降低，故建议肠结核患者药物治疗期间避免饮酒及含酒精的饮料。

温 馨 提 示

（1）肠结核患者抗结核治疗期间不能随意停药或减量，否则会导致疾病的加重或复发。

（2）肠结核患者抗结核治疗期间应避免饮酒及含酒精的饮料。

（3）肠结核患者用药期间，应谨遵医嘱定期门诊随访。

用 药 常 见 问 题 解 析

Q1 服用异烟肼期间需要补充维生素B_6吗？

答： 异烟肼可增加维生素B_6的排出量，因而可能导致周围神经病变（肌肉痉挛、四肢感觉异常、视神经炎、视神经萎缩等），尤其是嗜酒、糖尿病、肾脏疾病、营养不良的患者。同服维生素B_6可防止和减轻周围神经病变的发生。

Q2 抗结核药物导致肝功能异常如何处理？

答： 服用抗结核药物后，出现肝功能异常需及时到专科就诊。医师将根据化验结果决定是否继续应用抗结核药物。一般轻度异常可不停用抗结核药物，同时口服保肝药物。若肝功能异常严重，则必须停用抗结核药物，并需要住院治疗。

Q3 服用抗结核药物期间，需要同时口服保肝药物吗？

答： 有高危因素（老年人、酗酒、肝炎病毒感染或合并其他急性和慢性肝炎、营养不良和人免疫缺陷病毒感染等）的肠结核患者建议预防应用抗炎保肝药物。预防性使用保肝药对防止和减缓因抗结核病治疗而导致肝损害的发生有明显作用，但不能完全防止抗结核治疗中肝损害的发生，仍需定期监测肝功能。无高危因素的肠结核患者是否常规给予预防性保肝治疗，目前的证据较少，且存在争议。

Q4 抗结核药物常见不良反应有哪些？

答： 抗结核药物的不良反应有胃肠道反应、肝损害、关节损害、神经系统反应、过敏反应、血液系统反应、肾损害等，其中胃肠道反应所占比例较大，肝损害最为严重，其他不良反应少见。

Q5 抗结核药物的正确服用方法。

答： 抗结核药的服用方法是否正确会直接影响药物的疗效，即使是同一种药物，由于服药方式和服药时间不同，所获得血药浓度和高峰时间也不同。口服抗结核药一般采用每天1次，空腹顿服的方式最佳。

Q6 抗结核药物治疗肠结核半年后症状完全消失，能不能停药？

答： 合理选用抗结核药物，且保证充足的剂量、维持足够的疗程是决定预后的关键。一般疗程为6个月至1年。抗结核治疗方案的调整或停用必须经过临床医师的评估，只有同时达到临床症状缓解，血液生化指标或影像学检查正常，才能考虑停药。

Q7 妊娠期妇女可以服用抗结核药物吗？

答： 肠结核合并妊娠患者禁用利福平、利福喷汀；应用异烟肼、乙胺丁醇、吡嗪酰胺时必须充分权衡利弊，具体药物选择应遵医嘱，且用药期间需在专科医师的指导下定期孕检，严密监测胎儿的发育情况。

雷芳芳

疾病九　炎症性肠病

―――――――――――― 疾 病 概 述 ――――――――――――

概述

炎症性肠病是一种病因尚不十分清楚的慢性非特异性肠道炎症性疾病,是北美和欧洲的常见病,我国近十多年来就诊人数呈逐步增加趋势,已成为消化系统常见病。

分类

炎症性肠病包括溃疡性结肠炎和克罗恩病。溃疡性结肠炎最常发生于青壮年,我国发病高峰年龄为20～49岁,男女性别差异不大。克罗恩病最常发生于青年期,我国发病高峰年龄为18～35岁,男性略多于女性。

发病原因

炎症性肠病的病因尚未完全明确,已知肠道黏膜免疫系统异常所导致的炎症反应在炎症性肠病的发病中起重要作用,目前认为这是由多因素相互作用所致,主要包括环境、遗传、感染和免疫因素。

临床表现

溃疡性结肠炎的临床表现可有持续或反复发作的腹泻、黏液脓血便伴腹痛、里急后重和不同程度的全身症状,病程多在6周以上,还可有关节、皮肤、眼、口及肝、胆等肠外表现。

克罗恩病临床表现呈多样化,消化道表现主要有腹泻和腹痛,可有血便;全身性表现主要有体重减轻、发热、食欲缺乏、疲劳、贫血等,青少年患者可见生长发育迟缓;肠外表现与溃疡性结肠炎相似;并发症常见的有瘘管、腹腔脓肿、肠狭窄和梗阻、肛周病变(肛周脓肿、肛周瘘管、肛赘、肛裂等),较少见的有消化道大出血、急性穿孔,病程长者可发生癌变。

治疗选择

1. 一般治疗　　注意休息,避免劳累;多进食富营养、少渣食物,注意多种维生素、叶酸和矿物质的补充,忌食生冷刺激性的食物,避免食用牛奶等乳制品,必要时给予肠内营养。

2. 内科药物治疗　　需根据疾病的严重程度及病变累及的范围选择不同的治疗药物,如氨基水杨酸类药物、激素、免疫抑制剂等,从而诱导及维持症状的缓解,减少复发和手术的风险。

3. 外科手术治疗　　对于出现严重并发症或内科药物治疗无效的炎症性肠病患者,可进行外科手术治疗,切除病变的肠段,但部分患者仍存在术后复发的风险,需继续给予内科药物治疗。

预后

溃疡性结肠炎呈慢性过程,大部分患者反复发作,轻度及长期缓解者预后较好;慢性持续活动或反复发作频繁者,预后较差,但如能合理选择手术治疗,亦可望恢复。病程漫长者癌变危险性增加,应注意随访肠镜。

克罗恩病可经治疗好转,也可自行缓解。但多数患者反复发作,迁延不愈,其中部分患者在其病程中因出现并发症而手术治疗,预后较差。

药 物 治 疗

治疗目标

炎症性肠病的治疗目标为诱导并维持临床缓解及黏膜愈合,防治并发症,改善患者生活质量。

常用药物

治疗炎症性肠病的常用药物见表8。

联合用药注意事项

(1)糖皮质激素(泼尼松、甲泼尼龙)与免疫抑制剂(如硫唑嘌呤、巯嘌呤、环孢素)合用,可增加感染的危险性,并可能诱发淋巴瘤或其他淋巴细胞增生性疾病,可增加环孢素水平,建议密切监测环孢素药物浓度;与美沙拉秦等药物合用,可能增加胃部不良反应。

(2)硫唑嘌呤/巯嘌呤与别嘌醇合用时,剂量应减至原剂量的1/4;与奥沙拉秦、美沙拉秦或柳氮磺吡啶合用,可能导致骨髓抑制风险增加,需密切监测血常规。

(3)甲氨蝶呤与磺胺类药物(如柳氮磺吡啶)合用时将增加药物毒性作用。

表8 治疗炎症性肠病的常用药物

常用药物	适应证	禁忌证	服用时间	不良反应	储存条件
柳氮磺吡啶片/胶囊	用于轻至中度溃疡性结肠炎、溃疡性结肠炎缓解期的维持治疗	磺胺及水杨酸盐过敏者,肠梗阻或泌尿系梗阻患者、急性间歇性卟啉症患者禁用	餐时	①最常见的不良反应为恶心厌食、体温上升、红斑及瘙痒、头痛心悸等;②较少见的不良反应为胃酶抑制、胃痛腹痛、蛋白尿血尿、胰腺炎、可逆性精子缺乏症等	遮光、密闭保存
柳氮磺吡啶栓	用于溃疡性结肠炎、非特异性慢性结肠炎等炎症性肠病	对磺胺类药物过敏者、妊娠期和哺乳期妇女、2岁以下小儿禁用	一	未见明显不良反应	避光、密闭、30℃以下保存
美沙拉秦肠溶片/缓释颗粒	用于轻至中度溃疡性结肠炎缓解诱导、轻度克罗恩病的诱导和维持缓解及术后治疗	对水杨酸制剂过敏者禁用	餐时	非常轻微。发生率不高。常见腹泻腹痛、恶心呕吐。偶见头痛、过敏反应。而急性胰腺炎、肝炎、血液毒性等则较为罕见	密封、在干燥处保存
美沙拉秦栓/灌肠剂	用于溃疡性结肠炎的急性发作	水杨酸类或其代谢成分或活性成分过敏者,严重肝肾功能不全者,胃和十二指肠溃疡患者、出血体质患者禁用	一	耐受性良好。偶见腹部不适,腹泻,胃肠胀气,恶心及呕吐、头痛、头晕、过敏反应等	遮光、密封,防潮干燥 25℃下保存

续表

常用药物	适应证	禁忌证	服用时间	不良反应	储存条件
巴柳氮钠片	用于轻至中度溃疡性结肠炎、溃疡性结肠炎缓解期的维持治疗	对水杨酸、巴柳氮钠中任何成分或巴柳氮钠代谢物过敏的患者禁用	餐后及睡前	少见,不良反应包括腹痛、腹泻;偶见消化系统症状如食欲缺乏、便秘、消化不良、腹胀、口干、黄疸;呼吸系统症状如咳嗽、咽炎、鼻炎	密闭、遮光保存
奥沙拉秦钠胶囊	用于轻至中度溃疡性结肠炎、溃疡性结肠炎缓解期的维持治疗	水杨酸过敏或严重肾功能损害者禁用	餐时	常见腹泻,可有恶心呕吐、上腹不适、消化不良、腹部痉挛、皮疹、头痛、头晕、失眠、关节痛、白细胞减少等	密封、干燥处保存
泼尼松片	用于中重度溃疡性结肠炎和活动性克罗恩病的诱导缓解,也可用于风湿性疾病、血液病、肿瘤等	肾上腺皮质激素类药物的过敏者禁用	餐后	可见感染、消化性溃疡、遮光、高血压、糖尿病、骨质疏松、肌肉萎缩、伤口愈合延缓、白内障等	密封(10～30℃)保存
甲泼尼龙片	用于中重度溃疡性结肠炎和活动性克罗恩病的诱导缓解,也可用于风湿性疾病、血液病、肿瘤等	全身性真菌感染、已知对甲泼尼龙片或甲泼尼龙过敏者禁用	餐后	可见感染、消化性溃疡、已知高血压、糖尿病、骨质疏松、肌肉萎缩、伤口愈合延缓、白内障等	密闭,15～25℃保存

续表

常用药物	适应证	禁忌证	服用时间	不良反应	储存条件
硫唑嘌呤片	用于糖皮质激素依赖或抵抗的炎症性肠病的急性发作和维持治疗，也可用于系统性红斑狼疮、自身免疫性肝炎、原发性胆汁性肝硬变等	已知对本品高度过敏的患者禁用	餐前、餐后皆可	可致白细胞及血小板减少，肝功能损害，畸胎，亦可发生皮疹，偶见周身肌萎缩	遮光，密封保存
巯嘌呤片	用于糖皮质激素依赖或抵抗的炎症性肠病的急性发作和维持治疗，也可用于绒毛膜上皮癌、恶性葡萄胎、白血病等	已知对本品高度过敏的患者禁用	餐前、餐后皆可	可有白细胞及血小板减少，肝脏损害，恶心、呕吐，食欲减退，口腔炎，腹泻等	遮光，密封保存
甲氨蝶呤针	用于炎症性肠病、肿瘤、银屑病	妊娠期妇女、营养不良、肝肾功能不良或伴有血液病者禁用	一	可有白细胞减少、血小板减少、贫血，皮肤红斑瘙痒、恶心呕吐，消化道溃疡、肾功能损伤，不育、流产等	遮光，密闭，阴凉处20℃以下保存
环孢素胶囊	用于溃疡性结肠炎、器官移植、银屑病、类风湿关节炎、肾病综合征等	对环孢素及其任何赋形剂过敏者、3岁以下儿童禁用	餐前、餐后皆可	肾功能障碍、高血压、高脂血症、震颤、头痛、厌食、恶心呕吐、腹痛腹泻、肝功能异常等	25℃以下保存

续表

常用药物	适应证	禁忌证	服用时间	不良反应	储存条件
沙利度胺片	用于难治性炎症性肠病,瘤型麻风	妊娠期及哺乳期妇女、儿童、本品过敏者、驾驶员、机器操纵者等禁用	餐前、餐后皆可	对胎儿有严重的致畸性。常见的不良反应有口鼻黏膜干燥、倦怠、嗜睡、眩晕、皮疹、便秘、恶心、腹痛、面部水肿,可能会引起多发性神经炎、过敏反应等	遮光、密封保存
肠内营养制剂	用于炎症性肠病、胰腺炎、大面积烧伤、创伤、大手术后的恢复期等有营养需求而不能正常经口进食的患者	急腹症、胃肠张力下降、急性胰腺炎、严重消化道功能衰竭、胃肠道吸收不良、肠梗阻、消化道出血、严重肝肾功能不全患者及对本品所含营养物质有先天代谢障碍者禁用	每天少量多次服用	较为安全,管饲或口服过快或严重超量时,可能出现恶心、呕吐或腹泻等胃肠道反应	25℃以下,不得冰冻、密闭保存。开启后2～10℃冰箱保存,冲好后4℃保存不得超过24小时

🍮 特殊人群用药指导

1. 儿童用药指导　　儿童患者禁用沙利度胺,可选用肠内营养制剂、美沙拉秦、泼尼松、甲泼尼龙、硫唑嘌呤等,具体药物选择应遵医嘱。儿童长期使用泼尼松/甲泼尼龙,发生骨质疏松症、股骨头缺血性坏死、青光眼、白内障的危险性都明显增加,需加强监测。

2. 青少年用药指导　　青少年患者可选用使用肠内营养制剂、美沙拉秦、泼尼松、甲泼尼龙、硫唑嘌呤等,具体药物选择应遵医嘱。青少年长期使用泼尼松/甲泼尼龙,发生骨质疏松症、股骨头缺血性坏死、青光眼、白内障的危险性都明显增加,需加强监测。

3. 老年人用药指导　　老年患者可选用柳氮磺吡啶、美沙拉秦、泼尼松、甲泼尼龙、硫唑嘌呤、沙利度胺、肠内营养制剂等,具体药物选择应遵医嘱。老年患者尤其是更年期后的女性使用泼尼松/甲泼尼龙更易产生高血压、骨质疏松。

4. 妊娠期妇女用药指导　　妊娠期患者禁用沙利度胺、甲氨蝶呤,而美沙拉秦、巴柳氮、奥沙拉秦、泼尼松、甲泼尼龙、硫唑嘌呤、肠内营养制剂等相对安全,具体药物选择应遵医嘱。但患者在用药期间需在专科医师的指导下定期孕检,严密监测胎儿的发育情况。

🍮 用药案例解析

案·例·1

　　病史: 患者,女性,28岁。诊断为溃疡性结肠炎2年,一直服用美沙拉秦肠溶片维持,症状控制较好。后患者发现妊娠遂自行停用药物,半个月前开始出现解黏液脓血便,每天十几次,一般情况极差,不得不终止妊娠。

　　解析: 炎症性肠病患者妊娠后,常因为担心药物影响到胎儿,就停用所有治疗药物。然而,炎症性肠病属于一种慢性疾病,必须长期使用药物治疗,一旦停药,则可能会导致疾病的加重或复发。根据目前的研究证据显示,疾病活动对胎儿的不利影响比多数药物还要严重,所以不建议妊娠期停用治疗药物,但妊娠期的药物需要在专科医师指导下使用。

案·例·2

病史:患者,男性,53岁。诊断为溃疡性结肠炎1年,近半年来每次症状发作时自行口服泼尼松片,两三天症状消失后即停用。近1个月每天解黏液脓血便20余次,自行口服激素治疗无效,住院后给予足量静脉激素治疗2周仍无好转,考虑激素抵抗,最终采取手术治疗。

解析:溃疡性结肠炎药物治疗的目标是诱导并维持临床缓解及黏膜愈合,尽量延迟或无须进行手术治疗。该患者自行不规范地使用激素,不仅起不到控制疾病的作用,还导致机体对激素的敏感性下降,出现激素抵抗,从而需要手术治疗。炎症性肠病患者应在医师或药师的指导下,合理地选择和使用药物,才能有效控制疾病,提高生活质量。

案·例·3

病史:患者,女性,45岁。住院诊断为克罗恩病,出院时开始给予硫唑嘌呤片治疗,医师告知1周后门诊随访,警惕出现白细胞下降。该患者并未重视,1个月后检测白细胞明显下降,属于重度骨髓抑制,需要住院治疗。

解析:硫唑嘌呤的骨髓抑制在服药3个月内比较常见,其中又以第一个月最常见。但骨髓抑制也可能迟发,有的甚至在服药1年以后才发生。患者使用硫唑嘌呤期间必须严密监测血常规指标。建议用药第一个月，每周复查1次血常规，第2～3个月，每2个周复查1次血常规，之后每月复查血常规。半年后，血常规检查间隔时间可视情况适当延长，但不能停止。

温馨提示

（1）炎症性肠病患者不能随意停药或减量，否则会导致疾病的加重或复发。

（2）炎症性肠病患者用药期间，应谨遵医嘱定期门诊随访。

用药常见问题解析

Q1 现在市场上有好多种美沙拉秦，有什么区别，作用都是一样的吗？

答： 现在市场上有许多不同品牌的美沙拉秦，作用机制都是保护肠道黏膜免受损害。但各种药物作用部位稍有不同，如颇得斯安，从小肠到大肠都可发挥作用，适用于病变在小肠及大肠的患者。而莎尔福、艾迪莎则主要在回肠末端和结肠起作用，仅适用于病变在结肠的患者。

Q2 克罗恩病患者需要进行肠内营养治疗吗？

答： 在克罗恩病的治疗中，肠内营养有着极其重要的地位。营养支持不仅可以改善患者的营养状态，提高生活质量，减少手术并发症，还可以诱导和维持疾病的缓解，促进黏膜愈合，改善自然病程。

Q3 服用治疗炎症性肠病的药物期间,可以哺乳吗?

答: 基于现有的研究,尽管在乳汁中可检测到低浓度的美沙拉秦和激素,但仍认为这是相对安全的。硫唑嘌呤在乳汁中检测不到或小样本研究称只可检测到微量的代谢产物。糖皮质激素会低浓度地进入乳汁,可以在口服后4小时再哺乳。但所有药物在使用前仍需咨询专科医师。

Q4 男性患者准备生育,能不能停药?

答: 某些治疗炎症性肠病的药物可能致使男性患者的生育能力下降。如柳氮磺吡啶可以使男性患者的生育能力下降,但停用3个月后,生育能力可恢复正常。然而,目前认为准备生育的男性患者可以不停用硫唑嘌呤。建议男性患者备孕前咨询专科医师进行治疗药物的选择或调整。

Q5 可以使用中药治疗炎症性肠病吗?

答: 一些炎症性肠病患者采用中药来缓解症状,然而中药治疗炎症性肠病仍有待进一步研究证实。对于一些患者认为有效的情况,我们无法判断这是中药治疗的效果,还是患者心理作用所致。如果患者想采取中药治疗,请先咨询医师,并千万不要放弃常规治疗。

Q6 硫唑嘌呤是否可以掰开服用?

答: 硫唑嘌呤的说明书上写有"不可掰开或弄碎"的字样,是由于硫唑嘌呤的副作用及药物经皮肤接触有可能吸收至人体,掰开与否不影响药物疗效。建议患者服药时最好不掰开,如必须掰开服用,则最好自己亲力亲为,以防他人经皮肤误吸收药物而出现意外。

Q7 溃疡性结肠炎患者使用美沙拉秦治疗1年后大便恢复正常,能不能停药?

答: 溃疡性结肠炎治疗方案的调整或停用必须经过临床医师的评估,只有同时达到临床症状缓解、血液生化指标正常,肠道黏膜愈合才能考虑停药。美沙拉秦是目前轻中度溃疡性结肠炎诱导和维持缓解的主要药物。对于极少数初发、轻症远端结肠炎患者,症状完全缓解后可停药观察,绝大部分患者需要维持治疗至少3～5年甚至终生。

Q8 使用硫唑嘌呤导致白细胞水平下降,如何处理?

答: 服用硫唑嘌呤后,若出现白细胞低于正常值,需及时到专科就诊。医师将根据化验结果决定是否继续应用硫唑嘌呤。一般白细胞轻度降低,可不停用硫唑嘌呤,给予口服升白细胞药物。若白细胞严重降低,则必须停用硫唑嘌呤,并需要住院治疗。

汪燕燕

疾病十 自身免疫性肝病

疾病概述

概述

自身免疫性肝病是一组由于自身免疫异常导致的肝脏疾病，不同于病毒感染、酒精、药物、遗传等其他因素所致肝病，突出特点是血清中存在自身抗体。

分类

自身免疫性肝病主要包括原发性胆汁性肝硬化、自身免疫性肝炎、原发性硬化性胆管炎。原发性胆汁性肝硬化多见于中老年女性，可发生于所有的种族和民族，其中北美和北欧国家发病率最高，近年来我国病例数也呈快速上升趋势。自身免疫性肝炎女性易患，男女比例约为 1 : 4，呈全球性分布，可发生于任何年龄段，但大部分患者年龄大于40岁。原发性硬化性胆管炎可发病于任何年龄，发病年龄高峰约为40岁，且多数为男性，男女之比约为2 : 1。原发性硬化性胆管炎属于相对少见的疾病，呈全球性分布，发病率有逐年增高趋势。

发病原因

自身免疫性肝病发病机制尚不完全清楚，可能与遗传背景及环境等因素相互作用所导致的异常自身免疫反应有关。

临床表现

原发性胆汁性肝硬化早期，大多数患者无明显临床症状，乏力和皮肤瘙痒是最常见的临床症状，疾病后期，可发生肝硬化和一系列并发症，如腹水、食管-胃底静脉曲张破裂出血及肝性脑病等。此外，还可出现如骨病、脂溶性维生素缺乏、高脂血症，以及合并其他自身免疫性肝病。

自身免疫性肝炎大多数起病隐匿，最常见的症状包括嗜睡、乏力、全身不适等。约1/3患者诊断时已存在肝硬化表现，少数患者以呕血、黑便为首发症状。少部分患者可伴发热症状。约25%患者表现为急性发作甚至可进展至急性肝衰竭。部分患者病情可呈波动性或间歇性发作，临床和生化异常可自行缓解甚至在一段时间内完全恢复，但之后又会复燃。该病还常合并其他器官或系统性自身免疫性肝病如慢性淋巴细胞性甲状腺炎、糖尿病、炎症性肠病、类风湿关节炎、银屑病和系统性红斑狼疮等。

原发性硬化性胆管炎可起病隐匿，15%～55%的患者诊断时无症状。患者出现症状时，最常见的可能为乏力，其他还可能出现包括体重减轻、瘙痒、黄疸和肝脾大等。患者还可伴有反复发作的右上腹痛。原发性硬化性胆管炎的并发症包括门静脉高压、脂溶性维生素缺乏症、代谢性骨病等，还可伴有与免疫相关的疾病，如甲状腺炎、红斑狼疮、风湿性关节炎等。

治疗选择

1. 内科药物治疗　　是自身免疫性肝病的主要治疗手段,药物主要包括两类:一类是改善病程的药物,旨在阻止疾病的进展;另一类是对症治疗药物,为改善症状。

2. 内镜治疗和手术治疗　　对于出现食管-胃底静脉曲张破裂出血、显著胆道狭窄、脾大等表现的患者,为阻止其临床状况进一步恶化,可通过内镜或手术治疗。

3. 肝移植　　是治疗终末期自身免疫性肝病患者的有效措施,可显著提高生存率和改善生活质量。

预后

自身免疫性肝病的预后差异很大,且不可预见。部分患者预后较好,生存期接近正常人群。药物治疗和肝移植是改善患者预后的重要措施。

药 物 治 疗

治疗目标

自身免疫性肝病的治疗目标为改善临床症状,缓解异常生化指标,减轻肝脏病变,延缓疾病进展和免于肝移植,提高生活质量,延长生存期。

常用药物

治疗自身免疫性肝病的常用药物见表9。

表9　治疗自身免疫性肝病的常用药物

常用药物	适应证	禁忌证	服用时间	不良反应	储存条件
熊去氧胆酸胶囊	用于原发性胆汁性肝硬化、原发性硬化性胆管炎等胆汁淤积性肝病，固醇性胆囊结石——必须是X线能穿透的结石，同时胆囊功能须正常，还可用于胆汁反流性胃炎	急性胆囊炎和胆管炎、胆道阻塞（胆总管和胆囊管）、胆囊不能在X线下被看到、胆结石钙化、胆囊不能正常收缩及经常性的胆绞痛等的患者禁用	餐前、餐后皆可	常见稀便或腹泻、腹痛、胆结石钙化、荨麻疹十分罕见	密封,30℃以下保存
泼尼松片	用于自身免疫性肝炎、风湿性疾病、过敏性疾病、血液病、肿瘤等				
甲泼尼龙片	用于自身免疫性肝炎、风湿性疾病、过敏性疾病、血液病、肿瘤等				
硫唑嘌呤片	用于自身免疫性肝炎、急性和慢性白血病、后天性溶血性贫血、特发性血小板减少性紫癜、系统性红斑狼疮、慢性类风湿关节炎、慢性活动性肝炎（与自体免疫有关的肝炎）、原发性胆汁性肝硬变等	参见炎症性肠病章节	参见炎症性肠病章节	参见炎症性肠病章节	参见炎症性肠病章节
巯嘌呤片	用于自身免疫性肝炎、绒毛膜上皮癌、恶性葡萄胎、急性淋巴细胞白血病及急性非淋巴细胞白血病、慢性粒细胞白血病的急变期				

续表

常用药物	适应证	禁忌证	服用时间	不良反应	储存条件
维生素D钙咀嚼片	用于伴有脂溶性维生素吸收障碍的原发性胆汁性肝硬化,也可用于妊娠和哺乳期妇女、更年年妇女、老年人、儿童等的钙补充,并帮助防治骨质疏松症	高钙血症、高尿酸血症者禁用	餐前、餐后皆可	①嗳气、便秘;②过量服用可发生高钙血症、碱中毒,偶可发生乳碱综合征,表现为高血钙、碱中毒及肾功能不全(由服用牛奶及碳酸钙或单用碳酸钙引起)	密闭、干燥处保存
碳酸钙D₃咀嚼片	可用于伴有脂溶性维生素吸收障碍的原发性胆汁性肝硬化,也可用于妊娠及哺乳期妇女、更年期妇女、老年人等的钙补充剂,并帮助防治骨质疏松	高钙血症、高尿酸血症者禁用	餐前、餐后皆可	①嗳气、便秘;②过量服用可发生高钙血症,偶可发生乳碱综合征,表现为高血钙、碱中毒及肾功能不全	密闭、室温干燥处保存
牡蛎碳酸钙咀嚼片	用于伴有脂溶性维生素吸收障碍的原发性胆汁性肝硬化,也可用于儿童、妊娠或哺乳期妇女、绝经期妇女及老年人补充钙质	对本品过敏者、高钙血症、高钙尿症及肾结石患者和服用洋地黄类药物期间禁用	餐前、餐后皆可	①可见嗳气、便秘、腹胀不适;②偶见高血钙、肾功能不全;③过量长期服用可引起反跳性胃酸分泌增多	密封,在干燥处保存
阿仑膦酸钠片	可用于伴有脂溶性维生素吸收障碍的原发性胆汁性肝硬化,绝经后妇女的骨质疏松症,男性骨质疏松的治疗	导致食管排空延迟的食管异常如狭窄或弛缓不能者禁用,不能站立或坐直至少30分钟者,对本产品任何成分过敏者、低钙血症者禁用	餐前	肌肉骨骼疼痛、便秘、腹泻、肠气和头痛等	15~30℃保存

续表

常用药物	适应证	禁忌证	服用时间	不良反应	储存条件
骨化三醇胶丸	可用于伴有脂溶性维生素吸收障碍的原发性胆汁性肝硬化,绝经后骨质疏松,慢性肾衰竭,尤其是接受血液透析患者的肾性营养不良症,术后甲状旁腺功能低下、特发性甲状旁腺功能低下、假性甲状旁腺功能低下、维生素D依赖性佝偻病、低血磷性维生素D抵抗型佝偻病等	与高血钙有关的疾病,已知对本品或同类药品及其任何赋形剂过敏的患者,有维生素D中毒迹象的患者禁用	餐前、餐后皆可	高钙血症、头痛、腹泻、恶心、皮疹等	遮光、密闭,25℃以下保存
阿法骨化醇片	①可用于伴有脂溶性维生素吸收障碍的原发性胆汁性肝硬化;②也可用于骨质疏松症,改善下列疾病所致的维生素D代谢异常的各种症状(如低血钙、手足搐搦、骨痛、骨病变):慢性肾衰竭、甲状旁腺功能减退症、抗维生素D性佝偻病、软骨病	①高钙血症、高磷酸盐血症(伴有甲状旁腺功能减退者除外)、高镁血症的患者禁用;②具有维生素D中毒症状,对本品中任何成分或已知对维生素D及类似物过敏的患者禁用	餐前、餐后皆可	肝肾功能损伤、消化道症状等	避光、密闭,室温保存

联合用药注意事项

（1）糖皮质激素（泼尼松、甲泼尼龙）与免疫抑制剂（如硫唑嘌呤、硫嘌呤、环孢素）合用，可增加感染的危险性，并可能诱发淋巴瘤或其他淋巴细胞增生性疾病。

（2）硫唑嘌呤/硫嘌呤与别嘌醇合用时，剂量应减至原剂量的1/4。

（3）阿仑膦酸钠与钙制剂（如维生素D钙、碳酸钙D_3、牡蛎碳酸钙等）同服时，可能会干扰阿仑膦酸钠吸收。服用阿仑膦酸钠30分钟后，才可服用钙制剂。

（4）骨化三醇/阿法骨化醇禁止与药理学剂量的维生素D及其衍生物制剂同时使用，以避免可能发生的附加作用和高钙血症。

特殊人群用药指导

1. 儿童用药指导　　儿童由于机体发育尚未完全，长期使用泼尼松/甲泼尼龙，发生骨质疏松症、股骨头缺血性坏死、青光眼、白内障的危险性都明显增加，必须密切观察。阿仑膦酸钠不适用于儿童。

2. 青少年用药指导　　青少年由于机体发育尚未完全，长期使用泼尼松/甲泼尼龙，发生骨质疏松症、股骨头缺血性坏死、青光眼、白内障的危险性都明显增加，必须密切观察。阿仑膦酸钠不适用于青少年。

3. 老年人用药指导　　老年人肝肾功能多有不同程度减退，用药需要慎重。老年患者尤其是更年期后的女性使用泼尼松/甲泼尼龙更易产生高血压、骨质疏松。

4. 妊娠期妇女用药指导　　需兼顾母体与胎儿的安全，必须在专科医师的指导下进行药物选择。硫唑嘌呤可致畸胎，妊娠期妇女忌用。熊去氧胆酸胶囊不能在妊娠期前3个月服用。

用药案例解析

案·例·1

病史: 患者,女性,40岁。全身乏力不适3年伴眼黄、尿黄3个月,诊断为原发性胆汁性肝硬化,出院给予熊去氧胆酸胶囊口服。患者出院带药用完后,因购药不方便就未再继续服用。半年后患者出现呕血黑便,胃镜提示重度食管静脉曲张。临床考虑为原发性胆汁性肝硬化进展导致出血。

解析: 原发性胆汁性肝硬化为慢性进展性肝病,现无彻底治愈的方法。熊去氧胆酸是目前唯一被国际指南推荐用于治疗原发性胆汁性肝硬化的药物,该药长期服用,可降低病死率或肝移植的需求,延长生存期。停药或大幅度减量可导致生化指标反弹和临床疾病进展如出现消化道出血、腹水、肝性脑病等。

案·例·2

病史: 患者,女性,50岁。间断上腹部不适、乏力1年,加重半个月,诊断为自身免疫性肝炎,出院一直口服泼尼松片+硫唑嘌呤片治疗,半年后复查生化指标基本正常,遂自行停药,并服用中药偏方保肝治疗,2周后患者突然出现眼黄、尿黄,急诊查肝功能等多项指标明显异常,临床考虑急性肝衰竭。

解析: 自身免疫性肝炎是一种原因不明、进行性进展的慢性肝炎。临床上自身免疫性肝炎患者可选用激素(如泼尼松、甲泼尼龙)和硫唑嘌呤联合治疗的方案,不可随意停药,否则会导致疾病反跳,出现更为严重的肝脏损伤。此外,该患者自行服用中药偏方保肝治疗是加重肝脏损伤的另一重要因素,不明成分的中药偏方不仅不能起到保护肝脏的作用,反而会损伤肝脏,使该患者病情加重出现肝衰竭。以往老百姓总认为中药是纯天然产品,副作用小,但近年来不正确应用中药导致肝损伤的报道已屡见不鲜,中药如炮制不当、服用时间过久、剂量过大、种类过多或轻信偏方等,易出现肝损害。

案·例·3

病史:患者,女性,46岁。间断乏力、食欲缺乏、黄染8个月,加重1周入院,诊断为自身免疫性肝炎,出院给予甲泼尼龙片治疗,后临床症状及肝功能指标仍无明显改善,遂自行将甲泼尼龙片剂量加倍,1周后患者出现四肢无力,急诊查血钾明显降低,需紧急住院处理。

解析:自身免疫性肝炎是一种原因不明、进行性进展的慢性肝炎。临床上自身免疫性肝炎患者可选择激素(如泼尼松、甲泼尼龙)和硫唑嘌呤联合治疗方案,也可选择激素(如泼尼松、甲泼尼龙)单用。患者激素单用效果不佳时应及时就医,在医师指导下加用硫唑嘌呤等治疗药物,盲目将激素加量不仅不能使病情得到缓解,反而会导致严重的不良反应,如出现血钾降低、消化道溃疡等。

温馨提示

(1)自身免疫性肝病患者不能自行随意调整用药,否则不仅不能使疾病得到缓解,反而会出现严重的并发症或药物不良反应。

(2)自身免疫性肝病患者用药期间,应谨遵医嘱定期门诊随访。

用 药 常 见 问 题 解 析

Q1 自身免疫性肝炎都需要使用激素治疗吗？

答： 自身免疫性肝炎的标准药物治疗是以糖皮质激素(如泼尼松、甲泼尼龙)为主,治疗疗程一般需持续3年以上。为减少复发及避免糖皮质激素的副作用,部分患者可在病情缓解后逐步停用激素,使用硫唑嘌呤维持治疗。

Q2 原发性胆汁性肝硬化为何需要给予维生素D及钙制剂？

答： 原发性胆汁性肝硬化的标准治疗应以熊去氧胆酸为主,但此类患者常存在脂溶性维生素吸收不良,易合并骨质疏松,一般建议常规补充维生素D及钙剂防治骨质疏松。

Q3 原发性胆汁性肝硬化需要给予降血脂药物吗？

答： 原发性胆汁性肝硬化患者常伴有高脂血症,胆固醇和甘油三酯均可升高,通常并不需要降脂治疗,但当患者存在其他心血管危险因素时,可在医师的指导和适当的监测下,选用药物进行降脂治疗。

Q4 为什么临床原发性胆汁性肝硬化患者熊去氧胆酸的给药剂量高于说明书中的给药剂量？

答： 熊去氧胆酸说明书中治疗胆汁郁积性黄疸的剂量为10毫克/(千克·天)。但现有多项研究表明小剂量熊去氧胆酸[≤10毫克/(千克·天)]对原发性胆汁性肝硬化疗效较差,而大剂量熊去氧胆酸[≥20毫克/(千克·天)]也并未显示出更好的疗效,而熊去氧胆酸13～15毫克/(千克·天)时可有效改善患者生化指标异常,延缓临床疾病进展。故国内外临床治疗指南皆推荐原发性胆汁性肝硬化患者熊去氧胆酸的剂量为13～15毫克/(千克·天),高于说明书剂量。

Q5 泼尼松和甲泼尼龙用于治疗自身免疫性肝炎,哪种更好?

答: 泼尼松和甲泼尼龙皆可用于治疗自身免疫性肝炎,且疗效相似,但泼尼松需经肝脏代谢后才能发挥作用,而甲泼尼龙无须代谢即可发挥作用,肝功能严重受损的患者可优先选择甲泼尼龙。

Q6 吗替麦考酚酯可以用于自身免疫性肝炎的治疗吗?

答: 对标准治疗无效或不能耐受标准治疗副作用的患者,可以选择二线治疗方案,目前已有应用吗替麦考酚酯、环孢素、他克莫司、6-巯基嘌呤、甲氨蝶呤、抗肿瘤坏死因子等治疗难治性自身免疫性肝炎的报道。吗替麦考酚酯是在标准治疗效果不佳患者中应用最多的替代免疫抑制剂。

Q7 自身免疫性肝病长期使用激素是不是副作用很大?

答: 大量长期使用糖皮质激素可引起血压升高、血糖升高、骨质疏松、消化道出血等副作用。但治疗自身免疫性肝病时使用的激素剂量较小,仅少数患者会出现以上副反应。在激素治疗时注意监测血压、血糖,同时辅以维生素D、钙剂及抑酸剂可减少以上副作用发生。

Q8 自身免疫性肝炎患者需要常规使用保肝药物吗?

答: 自身免疫性肝炎多有肝功能指标的升高,患者在疾病标准治疗方案(如激素＋硫唑嘌呤等)的基础上,可在医师的指导下适当加用保肝药,但不建议长期使用多种保肝药,因保肝药也需经肝脏代谢,过多使用可加重肝脏的损伤。

汪燕燕

疾病十一　脂肪性肝病

────────── 疾 病 概 述 ──────────

概述

脂肪性肝病是以肝细胞脂肪过度储积和脂肪变性为特征的临床病理综合征。不同种族、不同年龄组男女均可发病,40～49岁的成人发病率最高,我国成人患病率为15%～25%,近年有上升趋势,且患病年龄日趋提前。

分类

临床上,脂肪性肝病分为非酒精性脂肪性肝病和酒精性脂肪性肝病。非酒精性脂肪性肝病是指除外酒精和其他明确肝损害因素所致的,包括单纯性脂肪性肝病及由其演变的脂肪性肝炎、脂肪性肝纤维化和肝硬化。非酒精性脂肪性肝病现已成为我国最常见的慢性肝病之一。酒精性脂肪性肝病是由长期大量饮酒所致的慢性肝病,包括早期的酒精性脂肪肝,进而可发展成酒精性肝炎、酒精性肝纤维化和酒精性肝硬化。本病在欧美国家多见,近年我国的发病率也有上升趋势。

🍎 发病原因

非酒精性脂肪性肝病是一种与胰岛素抵抗和遗传易感密切相关的代谢应激性肝脏损伤，其致病危险因素包括高脂肪、高热量的膳食结构和多坐少动的生活方式、胰岛素抵抗、代谢综合征（肥胖、高血压、血脂代谢紊乱、2型糖尿病）等。

酒精性脂肪性肝病的病因主要是过量饮酒。危险因素：①饮酒量及时间，短期反复大量饮酒可发生酒精性肝炎，平均每天饮含酒精80克的酒达10年以上可发展为酒精性肝硬化。②遗传易感因素，被认为与酒精性脂肪性肝病的发生密切相关。③性别，同样的酒摄入量，女性比男性易患酒精性脂肪性肝病。④其他肝病，如慢性乙型或慢性丙型肝炎病毒感染可增加酒精性脂肪性肝病发生的危险性，并可使酒精性脂肪肝损害加重。⑤继发性营养不良。

🍎 临床表现

脂肪性肝病起病隐匿，发病缓慢，常无症状。通常在体检中偶然发现有肝大或丙氨酸转氨酶[ALT，即谷丙转氨酶（GPT）]，天冬氨酸转氨酶[AST，即谷草转氨酶（GOT）]，γ-谷氨酰转移酶（γ-GT）的轻中度增高，也可经超声、CT检查发现脂肪肝。少数患者可有乏力、右上腹轻度不适、肝区隐痛或上腹胀痛等非特异性症状。严重脂肪性肝炎可出现黄疸、瘙痒、食欲缺乏、恶心、呕吐等症状。发展至肝硬化失代偿期其具体临床表现见肝硬化章节。

🍎 治疗选择

1. 一般治疗　　是指针对原发病和危险因素予以治疗。控制饮食、增加运动、减轻体重是治疗肥胖相关非酒精性脂肪性肝病的最佳措施；戒酒则是治疗酒精性脂肪性肝病的关键。

2. 药物对症治疗　　单纯性脂肪性肝病一般无须药物治疗。对于出现肝功能异常或脂肪性肝炎时可选用甘草酸制剂、多烯磷脂酰胆碱、维生素E、还原型谷胱甘肽等药物保护肝细胞，以减轻脂质过氧化。

3. 外科手术　　包括减肥手术和肝移植，脂肪性肝病发展至肝衰竭，肝移植是有效的选择。

❦ 预后

单纯性脂肪性肝病如积极治疗可完全恢复。部分脂肪性肝炎可发展为肝硬化，其预后同肝硬化。酒精性脂肪性肝病一般预后良好，戒酒后可部分恢复。若不戒酒，酒精性脂肪肝可发展为酒精性肝硬化。

药 物 治 疗

❦ 治疗目标

脂肪性肝病的治疗目标为祛除病因，减少肝脏脂肪沉积，尽可能逆转肝脏病变，阻止肝脏病变进展，提高生活质量。

❦ 常用药物

治疗脂肪性肝病的常用药物见表10。

表10　治疗脂肪性肝病的常用药物

常用药物	适应证	禁忌证	服用时间	不良反应	储存条件
甘草酸二铵胶囊	用于伴有丙氨酸氨基转移酶升高的急、慢性肝炎的保肝治疗	对本品及磷脂酰胆碱过敏者、严重低钾血症、高钠血症、高血压、心力衰竭、肾衰竭患者禁用	餐前、餐后皆可	食欲缺乏、恶心、呕吐、腹胀；皮肤瘙痒、荨麻疹、口干和水肿；头痛、头晕、胸闷、心悸及血压增高	密封、干燥处保存
复方甘草酸苷片	用于慢性肝病，改善肝功能异常，也可用于湿疹、皮炎、斑秃	醛固酮症、肌病、低钾血症患者及有血氨升高倾向的末期肝硬化患者禁用	餐后	①假性醛固酮症，如低血钾症、血压上升、钠及体液潴留、水肿、尿量减少、体重增加等；②脱力感、肌力低下、肌肉痛、四肢痉挛、麻痹等横纹肌溶解的症状	室温保存（1~30℃）
多烯磷脂酰胆碱胶囊	用于辅助改善各种原因导致的肝功能损伤，适用于各种急、慢性肝病	对大豆制剂、磷脂酰胆碱过敏和对本品过敏者禁用	餐时	偶尔会出现软便和腹泻，罕见过敏反应	密闭，25℃以下干燥处保存
还原型谷胱甘肽片	用于慢性肝炎（包括病毒性、脂肪性、药物性等）的保肝治疗	对本品过敏者禁用	餐前、餐后皆可	偶有皮疹等过敏症状、偶有食欲缺乏、恶心、呕吐、上腹痛等症状	密闭，置阴凉（不超过20℃）干燥处保存

续表

常用药物	适应证	禁忌证	服用时间	不良反应	储存条件
硫普罗宁片	用于脂肪肝、早期肝硬化,急性和慢性肝炎、酒精及药物性肝炎、重金属中毒,也可减少放疗和化疗不良反应,升高白细胞	妊娠期和哺乳期妇女、儿童及急性重症例、汞中毒患者禁用	餐前、餐后皆可	偶可见皮疹、皮肤瘙痒、发热等过敏或胃肠道反应	密封、遮光于阴凉处保存
水飞蓟宾胶囊	用于急、慢性肝炎,脂肪肝的肝功能异常	尚不明确	餐前	可有轻微胃肠道症状(恶心、呃逆)和胸闷等	密封,在常温干燥处保存
双环醇片	用于治疗慢性肝炎所致的转氨酶升高	对本品过敏者	餐前、餐后皆可	偶见皮疹、头晕、腹胀、恶心	密封保存
联苯双酯滴丸/片	用于慢性迁延性肝炎伴谷丙转氨酶升高者,化学毒物和药物引起的谷丙转氨酶升高	对本品过敏者,肝硬化失代偿期患者,妊娠期妇女及哺乳期妇女禁用	餐前、餐后皆可	可出现口干,轻度恶心,偶有皮疹发生	密封,在干燥处保存
护肝片	疏肝理气,健脾消食。用于慢性肝炎及早期肝硬化	尚不明确	餐前、餐后皆可	尚不明确	密封
二甲双胍片	用于存在胰岛素抵抗导致的代谢异常的脂肪肝患者;也用于糖尿病患者	心力衰竭(休克)、急性心肌梗死和败血症等引起的肾功能障碍者禁用,严重感染和外伤、外科大手术、临床有低血压和缺氧等患者禁用,急、慢性代谢性酸中毒者和对本药过敏者及酗酒者禁用	餐时	腹泻、恶心、呕吐、胃胀、乏力、消化不良,腹部不适及头痛常见	密封保存

续表

常用药物	适应证	禁忌证	服用时间	不良反应	储存条件
罗格列酮片	用于存在胰岛素抵抗导致的代谢异常的脂肪肝患者，也适用于2型糖尿病患者	有心力衰竭或心力衰竭危险因素者，有心脏病史者，骨质疏松症或发生过非外伤性骨折病史者，严重血脂紊乱者，本品过敏者，肝肾功能不全者，妊娠期和哺乳期妇女及18岁以下禁用	空腹或进餐时服用	心力衰竭、心肌缺血、低血糖、骨折、水肿等	密封，30℃以下干燥处保存
辛伐他汀片	可用于脂质代谢异常导致的脂肪肝患者，也可用于高胆固醇血症和冠心病患者	对本品过敏者、活动性肝病或无法解释的血清转氨酶持续升高者、妊娠及哺乳期妇女禁用	睡前服用	腹痛、便秘、胃肠胀气、疲乏无力、头痛、肝脏损伤、横纹肌溶解等	密闭，30℃以下保存
奥利司他胶囊	用于肥胖导致的脂肪性肝病因治疗，也可用于肥胖和体重超重的治疗	慢性吸收不良综合征或胆汁郁积症患者，对奥利司他过敏者禁用	餐时	常见的不良反应为油性斑点，胃肠排气增多、大便紧急感，脂肪泻、大便次数增多和大便失禁	25℃以下，防潮防湿保存
美他多辛胶囊	用于酒精性脂肪性肝病的治疗	对本品过敏者、支气管哮喘患者禁用	餐后	长期大量服药，偶可见周围神经疾病	遮光密封，明凉干燥处保存

🍎 联合用药注意事项

（1）甘草酸二铵/复方甘草酸苷：与利尿剂联用时可出现低钾血症（乏力感、肌力低下），需监测血清钾值。

（2）多烯磷脂酰胆碱：与抗凝药物如华法林联用时需调整抗凝药物剂量。

（3）二甲双胍：与双香豆类药物（华法林等）合用，可使其抗凝血作用增强；与瑞格列奈或那格列奈联用可增加低血糖的发生。

（4）辛伐他汀：与非诺贝特、环孢素、伊曲康唑、红霉素、克拉霉素联用，可引起横纹肌溶解，注意监测肌酸激酶（CK）；与香豆类抗凝药如华法林联用时应监测凝血功能。

（5）奥利司他：与华法林或其他抗凝血剂合用时应监测凝血功能；与环孢素同用，可使环孢素血药浓度降低。

🍎 特殊人群用药指导

1. 儿童用药指导　　推荐改变生活方式作为儿童非酒精性脂肪性肝病的一线治疗措施，在不适用或无其他治疗方法的情况下，无禁忌证的儿童，可酌情使用甘草酸制剂（复方甘草酸苷、甘草酸二铵）以达到抗炎保肝目的。不常规推荐应用二甲双胍和维生素E等药物治疗；多烯磷脂酰胆碱不能用于12岁以下儿童患者。具体药物选择需遵医嘱。

2. 青少年用药指导　　青少年患者可以应用甘草酸制剂（复方甘草酸苷、甘草酸二铵）、水飞蓟宾、多烯磷脂酰胆碱、护肝片等保肝药物，具体药物选择需遵医嘱。

3. 老年人用药指导　　老年患者无特殊注意事项，避免应用多种类药物和保健品。

4. 妊娠期妇女用药指导　　妇女若在妊娠期间发现脂肪性肝

病,在排除特殊类型的妊娠急性脂肪肝后,建议节制饮食和适当运动,禁用联苯双酯、罗格列酮等。妊娠期急性脂肪肝患者应立即住院治疗,具体药物选择遵医嘱。

🌱 用药案例解析

案·例·1

病史:患者,男性,35岁。体检发现脂肪肝2年余,1周前体检发现血清转氨酶升高。患者既往体健,肥胖,否认病毒性肝炎病史和大量饮酒史,否认服用特殊药物史和毒物接触史。诊断为非酒精性脂肪性肝炎。治疗调整饮食结构,增加运动量,减轻体重,口服联苯双酯滴丸、甘草酸二铵肠溶胶囊保肝降酶治疗,用药1个月后复查肝功能正常,自行停药。停药后1周,再次出现肝功能异常,且转氨酶较治疗前增高。

解析:患者应用联苯双酯滴丸、甘草酸二铵肠溶胶囊联合保肝降酶治疗,转氨酶正常后突然停药,导致转氨酶反跳,病情加重。通常,这两种保肝降酶药不能突然停药,需要逐渐减量,直至停药。保肝降酶药物治疗仅是非酒精性脂肪性肝炎的辅助治疗,治标不治本。所以,最重要的治疗措施是改善生活方式、增加运动量、减轻体重等。

案·例·2

病史:患者,男性,41岁。长期过量饮酒,肝功能异常,诊断为酒精性脂肪肝。给予多烯磷脂酰胆碱胶囊、护肝片、美他多辛片。药物治疗3个月,患者肝功能仍存在异常,经追问患者仍有间断饮酒。

解析:对于酒精性脂肪肝患者,戒酒是治疗的最重要措施,但该患者却未戒酒,肝脏损伤的病因未予消除,仅给予保肝降酶药物对症治疗,肝功能有可能正常,也有可能异常,而且停药后,肝功能仍会出现异常。所以,酒精性脂肪肝的治疗首先应戒酒;其次给予良好的营养支持;最后是药物治疗,包括保肝降酶药物、改善酒精中毒症状的药物等。

案·例·3

病史: 患者,女性,52岁。诊断为脂肪性肝炎。自行服用药物复方甘草酸苷片、还原型谷胱甘肽片、水飞蓟宾胶囊、护肝片。服用保健品深海鱼油、维生素E胶囊。

解析: 肝脏是各种药物、毒素和保健品转化代谢的重要器官。脂肪性肝炎患者肝脏对药物、毒物和保健品的转化代谢能力已减弱,此时再应用多种药物和保健品,会增加肝脏的负担,导致肝炎加重。所以,脂肪性肝炎患者可在医师指导下适当选用1～2种治疗药物,同时尽量避免保健品的应用。

温馨提示

(1)保肝降酶药物使用过程中应逐渐减量至停药,以免病情反复,尤其是应用联苯双酯、双环醇、甘草酸类药物时。

(2)脂肪肝患者避免同时应用多种保肝药物,防止加重肝脏负担,在医师指导下以合理选用1～2种为宜。

(3)脂肪肝患者尽量避免使用有肝损伤的药物,用药前请仔细阅读说明书并咨询医师或药师。

用药常见问题解析

Q1 脂肪性肝病在什么情况下需要应用保肝抗炎药物?

答: 脂肪性肝病一般情况下不需要应用保肝抗炎药物,但下列情况下需要应用保肝抗炎药物:一是肝功能酶学异常。二是肝功能酶学正常,有以下情况之一者:①肝活检示脂肪性肝炎,特别是伴有进展性纤维化;②临床上存在慢性肝病相关征象或合并其他慢性肝病;③合并代谢综合征;④伴有血糖控制不佳的2型糖尿病;⑤基础治疗所用药物或合并其他用药可能会诱发肝损害;⑥中重度酒精性肝炎患者。

Q2 伴有肥胖的非酒精性脂肪性肝病患者是否可以应用减肥药物?

答: 伴有肥胖的非酒精性脂肪性肝病患者,如果单纯改变生活方式6～12个月,体重未能降低5%以上,可以在医师指导下谨慎选用二甲双胍、奥利司他等减轻体重的药物进行干预,但需防止停药后的体重反弹。通常非酒精性脂肪性肝病患者的血清酶谱异常和肝组织学损伤伴随体重下降而显著改善。

Q3 复方甘草酸苷、甘草酸二铵等甘草酸制剂应用时需要注意什么?

答: 复方甘草酸苷、甘草酸二铵等甘草酸制剂,具有类似糖皮质激素的抗炎作用,也具有糖皮质激素类似的不良反应,如血压升高、血糖升高、水肿、电解质紊乱等。所以在应用过程中,需注意:①不能突然停药,建议在医师指导下逐渐减量后停药;

②定期监测血压、血糖、电解质等；③如果出现严重的不良反应，应及时停药，并就诊。

Q4 罗格列酮是治疗糖尿病的药物，为什么能治疗脂肪肝？

答： 罗格列酮属于胰岛素增敏剂，主要用于糖尿病，因其具有改善胰岛素抵抗、纠正糖脂代谢紊乱的作用，可以增加肝脏和肌肉对胰岛素的敏感性，调节血糖和游离脂肪酸水平，临床试验证明其能改善肝脏脂肪变、抑制炎症反应，所以可用于脂肪肝患者，但必须在医师的指导下使用。

Q5 脂肪肝患者能不能用中药治疗？

答： 可适当选用。对于脂肪肝患者，目前常用的中药有丹参、川芎、决明子、山楂、泽泻、柴胡等，建议在医师指导下选用。

Q6 脂肪肝患者，日常用药应注意哪些问题？

答： ①避免同时应用多种药物，谨慎使用在代谢中有相互作用的药物；②尽可能了解要服用的药物，避免不必要的服药或服用信息不明的药物，如一些民间中药偏方等；③避免服药时饮酒；④避免应用易引起肝损伤的药物如对乙酰氨基酚、异烟肼、利福平、双氯芬酸、阿司匹林、氟康唑、胺碘酮、他莫昔芬、克拉霉素、阿奇霉素、四环素、丙戊酸、糖皮质激素、门冬酰胺酶、甲氨蝶呤等。

Q7 脂肪肝患者服用双环醇片,肝功能恢复正常后,能否停药?

答: 双环醇片可用于治疗慢性肝炎所致的转氨酶升高。成人常用剂量为一次25毫克,必要时可增至50毫克,每天3次,服用时间6个月以上或遵医嘱。如需停药,应在医师指导下逐渐减量后再停药,切不可突然停药,否则易导致病情加重。

Q8 合并高脂血症的脂肪性肝病患者,应用降脂药物对脂肪性肝病的治疗是否有效?

答: 合并高脂血症的脂肪性肝病患者,除非存在明显的肝损害(如血清转氨酶大于3倍正常值上限)、肝功能不全或失代偿期肝硬化等情况,均可在医师指导下安全使用他汀类降脂药物,降低血脂,预防动脉硬化。

李俊峰

疾病十二　慢性乙型肝炎

疾 病 概 述

概述

慢性乙型肝炎是由乙型肝炎病毒引起,以肝脏炎症和坏死病变为主的一种传染病。据世界卫生组织报道,全球约20亿人曾感染乙型肝炎病毒,其中2.4亿人为慢性乙型肝炎病毒感染者,每年约有65万人死于乙型肝炎病毒感染所致的肝衰竭、肝硬化和肝细胞癌。

分类

乙型肝炎病毒至少有10个基因型(A～J),我国以B型和C型为主。乙型肝炎病毒基因型与疾病进展和干扰素治疗应答有关,与C基因型感染者相比,B基因型感染者较少进展为慢性肝炎、肝硬化和肝细胞癌。

发病原因

慢性乙型肝炎发病原因主要是乙型肝炎病毒感染,其发病机制是病毒感染后通过机体对病毒的免疫应答而导致肝细胞的损害。

临床表现

慢性乙型肝炎患者以青壮年男性居多,起病缓慢或隐匿,多数无明显急性肝炎病史,常由婴幼儿时期感染引起。少数患者急性起病而持久不愈。轻度患者可无明显症状,仅在体检时发现肝大或肝功能异常,常见症状为乏力、全身不适、食欲减退、肝区不适或疼痛、腹胀、失眠、低热。病情严重者可有黄疸加深、腹水、下肢水肿、出血倾向及肝性脑病。肝外表现可有多种皮肤病变、关节炎、胸膜炎、肾小球肾炎、结肠直肠炎、血管炎,可有停经或月经改变、男性乳房发育、睾丸萎缩或阳痿等内分泌紊乱。少数患者可出现肝源性糖尿病、慢性淋巴细胞性甲状腺炎、甲状腺功能亢进或减退等。

治疗选择

1. 一般治疗 肝炎活动期需住院治疗,卧床休息,给予多种维生素,严禁饮酒,妇女应避免妊娠。

2. 药物治疗

(1)抗病毒治疗是关键,只要有适应证且条件允许,就应该进行规范的抗病毒治疗。目前,抗病毒药物主要有干扰素和核苷(酸)类似物。

(2)保肝药物和免疫调节药物,保肝、免疫调节、抗炎、抗氧化及抗纤维治疗均为对症治疗。常用药物包括甘草酸制剂、水飞蓟宾、还原型谷胱甘肽、多烯磷脂酰胆碱、胸腺素等。

预后

慢性乙型肝炎轻度患者,预后较好,而中度以上者预后差,虽然部分患者病情可缓解或相对稳定,但大多数患者呈慢性进行性发展,间有反复急性发作,可由过劳或间发感染引起,但多数是自发的,随着病情进展而逐渐演变为肝硬化、肝衰竭或肝癌。

药 物 治 疗

🍂 治疗目标

慢性乙型肝炎的治疗目标为最大限度地长期抑制病毒复制,减轻肝细胞炎性坏死及肝纤维化,延缓和减少肝硬化失代偿期、肝细胞癌及其并发症的发生,改善生活质量和延长存活时间。

🍂 常用药物

治疗慢性乙型肝炎的常用药物见表11。

🍂 联合用药注意事项

(1)α干扰素与西咪替丁、华法林、茶碱、地西泮、普萘洛尔等药物合用时,可能影响这些药物的代谢。

(2)阿德福韦与具有损害肾功能的药物(万古霉素、环孢素、他克莫司、庆大霉素、阿米卡星等)合用时,可能引起肾功能损害,建议监测肾功能。

🍂 特殊人群用药指导

1. 儿童用药指导　　儿童慢性乙型肝炎病毒感染者常处于免疫耐受期,通常不考虑抗病毒治疗。对于进展期肝病或肝硬化患儿,应及时抗病毒治疗。临床试验表明普通α干扰素治疗儿童患者的疗效与成人患者相当。但α干扰素不能用于1岁以下儿童治疗。根据中国《慢性乙型肝炎防治指南》(2015年版),在充分知情同意的基础上,2～11岁儿童也可选用恩替卡韦抗病毒治疗。

表11　治疗慢性乙型肝炎的常用药物

常用药物	适应证	禁忌证	服用时间	不良反应	储存条件
注射用α干扰素	①用于某些病毒性疾病抗病毒治疗,如急、慢性病毒性肝炎;②用于某些肿瘤,如毛细胞性白血病、慢性粒细胞性白血病、多发性骨髓瘤	对干扰素过敏者,患有严重心脏病、慢性严重肝肾疾病或骨髓功能不正常,癫痫及中枢神经系统功能损伤,不能耐受本品不良反应者禁用	—	①常见不良反应有发热,头痛、寒战、乏力、肌痛、关节痛等流感样症状;②常见的血液学指标异常有白细胞减少、血小板减少和转氨酶增高	2~8℃避光保存
拉米夫定片	用于伴血清氨基转移酶升高和病毒活动复制的肝功能代偿的成年慢性乙型肝炎患者	对拉米夫定制剂中任何成分过敏者禁用	餐前、餐后皆可	①常见的不良反应为不适和乏力、呼吸道感染、头痛、腹部不适和腹痛、恶心、呕吐和腹泻;②其他详见说明书	30℃以下储存
替比夫定片	用于有病毒复制据及有血清氨基转移酶持续升高或肝组织活动性病变证据的慢性乙型肝炎成人患者	对替比夫定或其任何辅料过敏者禁用	餐前、餐后皆可	①肌肉骨骼、结缔组织:横纹肌溶解;②神经系统:周围神经病变、感觉减退;③代谢和营养失调:乳酸性酸中毒	30℃以下储存
恩替卡韦片	用于病毒复制活跃、血清氨基转移酶持续升高或肝组织有活动性病变的慢性乙型肝炎成人患者	对恩替卡韦或制剂中任何成分过敏者禁用	餐前或餐后至少2小时	常见的所有谷丙转氨酶升高、疲劳、眩晕、恶心、上腹痛、肝区不适、肌痛、失眠和风疹,其他详见说明书	密封,15～30℃干燥处保存

续表

常用药物	适应证	禁忌证	服用时间	不良反应	储存条件
阿德福韦片	用于有病毒复制证据伴血清转氨酶持续升高或肝组织有活动性病变的肝功能代偿的成年慢性乙型肝炎者	对本药过敏者禁用	餐前、餐后均可	疲乏、胃肠道反应（腹部不适、上腹痛、腹泻、恶心、胃部不适、脱发、鼻咽炎、肝区痛、自发流产、失眠；转氨酶升高、中性粒细胞和白细胞减少	遮光、密封，在阴凉（不超过20℃）干燥处保存
替诺福韦片	用于慢性乙型肝炎成人和≥12岁儿童患者	对本药过敏者禁用	可空腹或与食物同服	最常见的是胃肠道反应和头晕，其他详见说明书	密闭，30℃以下干燥处保存
甘草酸二铵胶囊	用于伴转氨酶升高的急、慢性肝炎				
复方甘草酸苷片	用于各类肝炎肝功能异常				
多烯磷脂酰胆碱胶囊	用于各类肝炎保肝治疗	见脂肪性肝病章节	见脂肪性肝病章节	见脂肪性肝病章节	见脂肪性肝病章节
还原型谷胱甘肽片	用于慢性乙型肝炎保肝治疗				

续表

常用药物	适应证	禁忌证	服用时间	不良反应	储存条件
硫普罗宁片	用于急、慢性病毒性肝炎等	见脂肪性肝病章节	见脂肪性肝病章节	见脂肪性肝病章节	见脂肪性肝病章节
腺苷蛋氨酸片	用于肝硬化或妊娠期所致肝内胆汁郁积	对本品过敏者	两餐之间	无明显不良反应	密闭,25℃以下干燥处保存
水飞蓟宾胶囊	用于急、慢性肝炎				
双环醇片	用于慢性肝炎致转氨酶的升高				
联苯双酯滴丸/片	用于慢性迁延性肝炎伴转氨酶升高者	见脂肪性肝病章节	见脂肪性肝病章节	见脂肪性肝病章节	见脂肪性肝病章节
护肝片	用于慢性肝炎及早期肝硬化				
苦参素胶囊	用于慢性乙型肝炎、肝硬化的辅助治疗及用于肿瘤放疗和化疗引起的白细胞减少	对本品过敏者	餐前、餐后皆可	常见合丙转氨酶一过性升高;可有恶心、呕吐、口苦、腹泻、上腹部不适或疼痛等;偶见皮疹、胸闷、发热	遮光、密封,阴凉干燥处(不超过20℃)保存

2. 青少年用药指导　　青少年患者可以应用干扰素，但应用过程中应注意给药剂量和监测不良反应；核苷类抗病毒药物可选用恩替卡韦或替诺福韦，治疗中的监测和疗程同成年人。甘草酸制剂类保肝药物可以酌情应用。

3. 老年人用药指导　　老年人多有心、肝、肾等多器官功能减退，且常合并多种疾病或服用多种药物，抗病毒药物应在医师指导下谨慎选择、适当减量，且需加强用药后的监测、警惕毒副反应。其中，阿德福韦在65岁以上老年患者中的疗效与安全性未明确，不宜使用。

4. 妊娠期妇女用药指导　　妊娠期患者不推荐使用干扰素。核苷类药物如妊娠B级药物（替比夫定或替诺福韦）或拉米夫定，在权衡利弊后，可考虑使用，具体药物选择需遵医嘱。

用药案例解析

案·例·1

病史：患者，男性，28岁。体检查乙型肝炎五项提示"大三阳"，肝功能、腹部超声检查正常。进一步查乙型肝炎病毒载量为 5.8×10^8 拷贝/毫升。患者咨询是否需要抗病毒治疗。

解析：根据《慢性乙型肝炎防治指南》(2015年版)，抗病毒治疗需要根据血清乙型肝炎病毒载量水平、血清谷丙转氨酶和肝脏疾病严重程度，同时结合患者年龄、家族史和伴随疾病等因素，综合评估患者疾病进展风险后决定。该患者乙型肝炎病毒载量为 5.8×10^8 拷贝/毫升，但肝功能、B超皆为正常，建议积极完善肝纤维化相关检查或进行肝穿刺，评估病情，判断是否存在抗病毒治疗的适应证，再给予合理的治疗。

案·例·2

　　病史：男性，患者，20岁。慢性乙型肝炎，查乙型肝炎五项定性为"大三阳"，肝功能提示谷丙转氨酶升高4倍以上；乙型肝炎病毒载量为3.5×10^7拷贝/毫升。患者自行服用甘草酸二胺胶囊、多烯磷脂酰胆碱胶囊、护肝片治疗。

　　解析：该患者为"大三阳"，谷丙转氨酶升高4倍以上，乙型肝炎病毒载量为3.5×10^7拷贝/毫升，具有抗乙型肝炎病毒治疗的指征，应在医师的指导下选择合适的药物进行抗病毒，有效地控制病毒复制，延缓疾病进展。患者自行过度使用多种保肝药，不仅没有益处，反而会加重肝脏负担。

案·例·3

　　病史：患者，女性，30岁。慢性乙型肝炎患者，服用拉米夫定片100毫克（1片），口服，每天1次，抗病毒治疗2年，"大三阳"转为"小三阳"，肝功能正常，乙型肝炎病毒载量转阴。继续服用半年后，自行减量为半片，1个月后，"小三阳"转为"大三阳"，乙型肝炎病毒载量阳性，肝功能轻度异常。于是改回到服用100毫克，每天1次，继续应用1年后，乙型肝炎病毒载量仍为阳性，遂自行停药。

　　解析：核苷类药物不能随意改变剂量和随意停药。因为改变剂量或随意停药可以导致病毒反弹，肝组织炎症加重，肝功能损伤加重。如果在服用核苷类抗病毒药物期间，已经发生乙型肝炎e抗原（HBeAg）血清学转换，肝功能正常，病情稳定，必须在专科医师指导下停药。

（1）抗病毒治疗需要根据血清乙型肝炎病毒载量水平、血清谷丙转氨酶和肝脏疾病严重程度，同时结合患者年龄、家族史和伴随疾病等因素，综合评估患者疾病进展风险后决定。

（2）不宜同时应用多种保肝药物，避免加重肝脏负担。

（3）应用核苷类抗病毒药物时，避免随意改变剂量或停药。

用药常见问题解析

Q1 应用干扰素抗病毒治疗的慢性乙型肝炎患者，干扰素不应答或应答不佳该如何抗病毒治疗？

答： 应用干扰素抗乙型肝炎病毒的患者，60% ～ 70%对干扰素应答不佳或无应答，对这类患者首要治疗方法是选择核苷（酸）类似物进行抗病毒治疗。

Q2 抗病毒治疗可以完全治好慢性乙型肝炎吗？

答： 针对慢性乙型肝炎，现有的抗病毒治疗药物不能达到完全治愈的目的。抗病毒治疗只能清除病毒、抑制病毒复制、减少肝细胞炎症坏死，防止病情向肝硬化、肝衰竭和肝癌的方向进展。

Q3 α干扰素不良反应较多，可以在应用过程中预防吗？

答： ①流感样症候群：表现为发热、头痛、肌痛和乏力等，可在睡前注射或在注射的同时服用解热镇痛药（布洛芬等）缓解症状,一般继续治疗2周后,可出现耐受。②一过性外周血细胞减少:表现为中性粒细胞绝对计数和(或)血小板降低,可降低α干扰素剂量甚至停药。对中性粒细胞明显降低者,可试用粒细胞集落刺激因子或粒细胞巨噬细胞集落刺激因子或地榆升白片等治疗。③精神异常:可表现为抑郁、妄想和重度焦虑等精神病症状。症状严重者应及时停用α干扰素,必要时应咨询精神专科医师进一步诊治。④自身免疫现象,一些患者可出现自身抗体,仅少部分患者出现甲状腺疾病、糖尿病、血小板减少、银屑病、白斑、类风湿关节炎和系统性红斑狼疮样综合征等,应请相关科室医师共同诊治,严重者应停药。⑤其他少见的不良反应包括肾脏损害、心血管并发症、视网膜病变、听力下降和间质性肺炎等,应停止α干扰素治疗。

Q4 拉米夫定耐药后,如何进行抗病毒治疗?

答: 拉米夫定在应用过程中,定期监测乙型肝炎病毒载量,发现乙型肝炎病毒载量无明显下降或明显下降后再次反弹,则考虑存在拉米夫定耐药。需进行拉米夫定基因型耐药检测,确定拉米夫定耐药后,依据中国《慢性乙型肝炎防治指南》(2015年版),可以加用阿德福韦联合抗病毒治疗;也可以停用拉米夫定,换用替诺福韦治疗。

Q5 针对慢性病毒性肝炎患者的护肝降酶治疗,能否代替抗病毒治疗?

答: 对于慢性病毒性肝炎患者,护肝降酶治疗不能代替抗病毒治疗,其只能起到辅助作用,只要存在抗病毒治疗指征,就建议积极进行抗病毒治疗。

Q6 慢性乙型肝炎病毒携带者,保肝和抗病毒治疗是否有效?

答： 慢性乙型肝炎病毒携带者的病毒载量较高、肝功能正常,此时人体与病毒处于和平共处的状态,称为免疫耐受期,该期患者肝功能正常,不具有保肝和抗病毒治疗的指征,无须进行保肝和抗病毒治疗。

Q7 应用阿德福韦或替诺福韦治疗出现肾功能损害后,如何处理?

答： 应用阿德福韦和替诺福韦治疗出现明确肾功能损伤或原有肾脏疾病加重的患者,应在医师的指导下考虑换用恩替卡韦等抗病毒治疗;如病情需要继续应用替诺福韦治疗,也应在医师的指导下根据患者肌酐清除率酌情减量,同时注意纠正低磷血症和低钙血症。

Q8 应用替比夫定后出现肌酸激酶升高,需要停药吗?

答： 替比夫定说明书提示,其可能会引起横纹肌溶解的不良反应,出现肌酸激酶升高。对于应用替比夫定后出现肌酸激酶升高的患者,首先应排除运动、合并应用他汀类药物及合并原发性肌病等因素对于肌酸激酶的影响;对于肌酸激酶升高且伴有肌无力和肌痛等症状的患者,建议调整抗病毒治疗药物,并至相关科室就诊;对于肌酸激酶升高但无肌无力和肌痛等伴随症状的患者,适当休息1～2周并密切监测肌酸激酶变化,绝大部分患者肌酸激酶会逐渐恢复正常,如休息1～2周后肌酸激酶仍显著升高(＞7正常参考值上限)者,建议酌情调整抗病毒治疗方案。

Q9 女性抗病毒治疗中意外妊娠,对胎儿有影响吗?

答: 有生育要求的慢性乙型肝炎患者应尽量于妊娠前应用干扰素或核苷类似物治疗,以期于妊娠前6个月完成治疗。对于抗病毒治疗期间意外妊娠者,如应用α干扰素治疗,建议终止妊娠,因为α干扰素可能导致胎儿畸形;如口服妊娠B级药物(替比夫定/替诺福韦)或拉米夫定,可在医师的指导下继续治疗,因为这些药物对胎儿相对安全。

李俊峰

疾病十三　肝　硬　化

概述

　　肝硬化是一种由不同病因引起的肝脏慢性、进行性、弥漫性病变，是在肝细胞广泛变性和坏死的基础上产生肝纤维化，并形成假小叶和再生结节，导致正常肝脏结构的破坏。我国流行病学调查显示，肝硬化占所有临床发病构成比的1.39%，占全部肝病住院病例的51.07%。

分类

　　肝硬化按病因分类可分为乙型肝炎肝硬化、丙型肝炎肝硬化、酒精性肝硬化、原发性胆汁性肝硬化、原发性硬化性胆管炎肝硬化、自身免疫性肝炎肝硬化、药物性肝炎肝硬化、血吸虫性肝硬化等。

发病原因

　　肝硬化病因主要包括肝炎病毒、酒精因素、胆汁淤积、循环障碍、药物或化学毒物、免疫疾病、寄生虫感染、遗传和代谢性疾病、营养障碍等。

🍃 临床表现

肝硬化代偿期大部分患者无症状或症状较轻,可有腹部不适、乏力、食欲减退、消化不良和腹泻等症状。肝功能检测可正常或轻度异常。

肝硬化失代偿期主要表现为肝功能减退和门静脉高压。肝功能减退主要表现为消化吸收不良、营养不良、皮肤黄染、眼黄、尿黄、出血和贫血(常有鼻腔、牙龈出血及皮肤瘀点、瘀斑和消化道出血),另外还可有内分泌失调(男性患者有性欲减退、睾丸萎缩、毛发脱落及乳房发育等,女性患者有月经失调、闭经、不孕等症状,部分患者有肝掌和蜘蛛痣)。门静脉高压主要表现有腹水、食管-胃底静脉曲张、脾功能亢进及脾大。大量腹水使腹部膨隆、状如蛙腹,常伴有腹胀。食管-胃底静脉曲张破裂出血会出现呕大量鲜血或解鲜红色血便或黑便。脾功能亢进时,患者白细胞减少、血红蛋白减少和血小板降低,易并发感染及出血。肝硬化后期往往出现感染、电解质和酸碱平衡紊乱、肝肾综合征、肝肺综合征、肝性脑病、原发性肝癌等并发症。

🍃 治疗选择

1. 药物治疗

(1)祛除或减轻病因:乙型肝炎肝硬化失代偿者,不论转氨酶水平如何,当乙型肝炎病毒载量阳性时,均应给予抗乙型肝炎病毒治疗。酒精性肝硬化患者应戒酒,长期戒酒能改善酒精性肝硬化患者的预后。

(2)对症治疗、治疗并发症

1)保护肝细胞:甘草酸制剂、多烯磷脂酰胆碱、还原型谷胱甘肽和水飞蓟宾类等有不同程度的保肝作用,临床应用可改善肝脏生化指标。这些保护肝细胞药物虽有一定药理学基础,但普遍缺乏循证医学证据,过多使用可加重肝脏负担。

2)腹水治疗:限制钠、水摄入,低盐饮食(钠盐4~6克/天)对腹水的治疗是有效的,推荐给予患者能够满足食欲的轻度低盐饮食。水摄入量宜小于1 000毫升/天,如有低钠血症,应限制在500毫升以内。腹水治疗常用利尿剂有螺内酯、呋塞米等。

3)食管-胃底静脉曲张出血的预防治疗:轻度静脉曲张暂不需要行预防性治疗,但必须行胃镜随访。中、重度食管静脉曲张、出血风险较大者,推荐使用非选择性β受体阻滞剂(如普萘洛尔、卡维地洛、纳多洛尔)或曲张静脉套扎术预防首次静脉曲张出血。

2. 手术治疗　　包括治疗门静脉高压的各种分流、断流及限流术。肝移植是对终末期肝硬化治疗的最佳选择,掌握手术时机及尽可能充分做好术前准备可提高手术存活率。

🐛 预后

肝硬化是一种慢性疾病。患者可因反复发生腹水、食管-胃底静脉曲张破裂出血而入院治疗。积极预防并有效治疗并发症,可改善患者的预后。

药 物 治 疗

🐛 治疗目标

肝硬化现有的治疗方法尚不能逆转已发生的肝硬化。对于代偿期患者,治疗目的是延缓肝功能失代偿,预防肝癌的发生;对于失代偿期患者,则以改善肝功能、治疗并发症、延缓或减少对肝移植需求为目标。

🍎 常用药物

治疗肝硬化的常用药物见表12。

🍎 联合用药注意事项

（1）螺内酯与肾毒性药物（如庆大霉素）合用时，肾毒性增加；与甘草类制剂（如复方甘草酸苷、异甘草酸镁）合用时，可减弱螺内酯的利尿作用。

（2）呋塞米与治疗痛风的药物（如别嘌醇）合用时，呋塞米可使尿酸排泄减少、血尿酸升高，应调整抗痛风药物的剂量。

🍎 特殊人群用药指导

1.儿童用药指导 儿童患者可以使用呋塞米、螺内酯、氢氯噻嗪、复方消化酶、熊去氧胆酸、乳果糖、恩替卡韦、多烯磷脂酰胆碱（12岁以上），不可以使用阿德福韦、拉米夫定、甘草酸二铵，但儿童还未发育完全，生理特点不同于成人，应在医师的指导下用药。

2.青少年用药指导 青少年患者可以使用呋塞米、螺内酯、氢氯噻嗪、复方消化酶、熊去氧胆酸、乳果糖、恩替卡韦，不可以使用阿德福韦、拉米夫定、甘草酸二铵，但青少年还处于生长发育阶段，生理特点有别于成人，药物的具体使用应遵医嘱。

3.老年人用药指导 老年患者可以使用呋塞米、螺内酯、氢氯噻嗪，但易发生低血压、电解质紊乱、肾功能损害，建议在医师指导下使用。复方消化酶、熊去氧胆酸、乳果糖相对安全，老年患者可以使用。老年患者多数肾功能有所下降，使用阿德福韦、恩替卡韦或拉米夫定时，注意剂量选择和监测肾功能。药物的具体使用应遵医嘱。

表12 治疗肝硬化的常用药物

常用药物	适应证	禁忌证	服用时间	不良反应	储存条件
螺内酯片	用于肝硬化腹水、肾性水肿等水肿性疾病，也可用于高血压，原发性醛固酮增多症，预防低钾血症	高钾血症患者禁用	餐后	高钾血症；低钠血症；长期服用男性可致乳房发育，阳痿、性功能低下，女性可致乳房胀痛，声音变粗，毛发增多，月经失调	遮光，密封，置干燥处保存
呋塞米片	用于肝硬化腹水、心力衰竭，肾性水肿等水肿性疾病，也可用于高血压，预防急性肾衰竭，高钾血症及高钙血症	已知对本品高度过敏的患者禁用	餐前、餐后皆可	低钾、低钠、低氯、低钙血症，直立性低血压，心律失常，暂时性视觉模糊、耳鸣，听力障碍，高糖血症，高尿酸血症	遮光，密封，置干燥处保存
氢氯噻嗪片	用于水肿性疾病，原发性高血压，中枢性或肾性尿崩症，肾石症	已知对本品高度过敏的患者禁用	餐前、餐后皆可	低钾、低钠、低氯血症，高糖血症，高尿酸血症	遮光，密封保存
复方消化酶胶囊	用于食欲缺乏，消化不良的治疗	急性肝炎及胆道完全闭锁患者禁用	餐后	胃肠道反应如呕吐、腹泻，软便等	密封，室温保存
熊去氧胆酸胶囊	用于胆汁淤积性肝病（如原发性胆汁性肝硬化）、胆汁反流性胃炎	急性胆囊炎、胆管炎和胆道阻塞患者禁用	餐前、餐后皆可	胃肠道反应	密封，在30℃以下保存
丁二磺酸腺苷蛋氨酸肠溶片	肝硬化肝内胆汁淤积，妊娠期肝内胆汁淤积	对本品过敏者禁用	两餐之间	昼夜节律紊乱、抑郁症患者服用可能出现自杀意识或行为	密封，25℃以下干燥处保存

续表

常用药物	适应证	禁忌证	服用时间	不良反应	储存条件
多烯磷脂酰胆碱胶囊	用于中毒性肝损伤及脂肪肝和肝炎的支持治疗	详见脂肪性肝病的多烯磷脂酰胆碱胶囊、甘草酸二铵胶囊、水飞蓟宾胶囊、还原型谷胱甘肽片			
甘草酸二铵胶囊	用于急、慢性病毒性肝炎的治疗				
水飞蓟宾胶囊	用于中毒性肝脏损害、慢性肝炎及肝硬化的支持治疗				
还原型谷胱甘肽片	用于慢性乙型肝炎的保肝治疗				
乳果糖口服液	用于慢性或习惯性便秘、肝性脑病	①半乳糖血症患者禁用；②禁用于肠梗阻、急性腹痛及与其他导泻剂同时使用	餐时	腹胀、腹痛、腹泻、电解质紊乱	避光，10～25℃保存
普萘洛尔片	用于高血压、劳力型心绞痛、控制室上性快速心律失常、室性心律失常等	支气管哮喘、心源性休克、心脏传导阻滞、心力衰竭、窦性心动过缓	空腹	眩晕、神志模糊等中枢神经系统不良反应，头昏（低血压所致），心率过慢（<50次/分），较少见的有支气管痉挛及呼吸困难，充血性心力衰竭	密封保存

4. 妊娠期妇女用药指导　　妊娠期患者尤其是妊娠前3个月应禁用呋塞米、螺内酯、氢氯噻嗪、熊去氧胆酸、甘草酸二铵、阿德福韦、恩替卡韦、拉米夫定、水飞蓟宾、普萘洛尔。乳果糖、丁二磺酸腺苷蛋氨酸相对较安全,妊娠期患者应在医师的指导下用药。

🐛 用药案例解析

案·例·1

　　病史:患者,男性,55岁。诊断为肝硬化失代偿期,慢性乙型肝炎。出院后一直服用拉米夫定片抗病毒治疗6个月,曾检测病毒定量转阴,继续服药1年后症状反复,出现乏力,皮肤、巩膜黄染,尿色深黄,转氨酶升高,乙型肝炎病毒定量阳性,可能是拉米夫定片长期服用导致耐药所致。

　　解析:复制活跃的乙型肝炎病毒是肝硬化进展最重要的危险因素之一,当乙型肝炎病毒定量阳性时,均应给予抗乙型肝炎病毒治疗。初次抗病毒治疗可以单用拉米夫定或阿德福韦,但长期服用拉米夫定易产生耐药性,而阿德福韦、恩替卡韦的耐药率很低甚至几乎不耐药。慢性乙型肝炎患者在使用拉米夫定过程中易出现耐药现象,使拉米夫定的疗效降低,继续用药不仅病情得不到控制,反而可能会使病情加重。拉米夫定耐药的乙型肝炎肝硬化患者,可加用阿德福韦或单用替诺福韦。

案·例·2

　　病史:患者,女性,48岁。诊断为肝硬化失代偿期,腹水。出院后一直口服螺内酯片、呋塞米片利尿治疗。医师嘱咐每月复查电解质,患者未予以重视,最近出现四肢麻木、乏力,到医院诊治检测电解质为低血钾。

解析：肝硬化腹水治疗一般口服利尿剂。常见的药物有螺内酯、呋塞米，可单用或联合使用。单用螺内酯易出现高血钾，而单用呋塞米易出现低血钾，两者联用可以抵消这方面的副作用，但使用期间仍需每月监测血钾，防止利尿过度导致电解质紊乱。

案·例·3

病史：患者，男性，50岁。诊断为原发性胆汁性肝硬化。出院后口服熊去氧胆酸胶囊1年，自觉症状好转，自行停药，近2个月又出现乏力、皮肤瘙痒、眼黄尿黄。

解析：熊去氧胆酸是目前对原发性胆汁性肝硬化具有确实疗效的首选治疗药物。熊去氧胆酸应长期服用，停药或大幅度减量可导致生化指标反弹和病情加重。

温 馨 提 示

肝硬化患者不能随意停药或减量，否则会导致疾病的加重或复发。用药期间，应遵医嘱定期复查指标或门诊随访。

用 药 常 见 问 题 解 析

Q1 乳果糖可以用于肝性脑病合并糖尿病患者吗？

答： 乳果糖虽作用在结肠，也几乎不被结肠吸收，但乳果糖溶液含有半乳糖（＜1.6克/15毫升）和乳糖（＜1.2克/15毫升），在治疗便秘的正常剂量下，不会影响糖尿病患者的血糖，故可以使用；如果治疗肝性脑病，由于服药的剂量较大，糖尿病患者应谨慎使用,最好在严密监测血糖的情况下和医师的指导下使用。

Q2 肝硬化腹水患者服用利尿剂期间应有哪些注意事项?

答： 肝硬化患者由于对水、钠重吸收增加,导致体内水、钠潴留,形成腹水。吃过咸的食物即摄入过多的钠盐会加重腹水的生成,不利于腹水的消退,尽管腹水患者治疗期间服用利尿剂促进水、钠的排泄,但摄入过多的钠盐会削弱利尿剂的治疗作用,建议平常少盐饮食,不要吃榨菜、咸菜、腌制品、腐乳等食物。服用利尿剂期间还需监测24小时尿量、体重、血钠、血钾等。

Q3 肝硬化患者药物治疗期间饮食上有无特殊?

答： 肝硬化患者服用的药物大多数不受食物影响,但由于患者多数伴有低蛋白血症,平常可以适当吃一些瘦猪肉、牛肉、鸡蛋蛋白、鱼类、虾类、脱脂牛奶等优质高蛋白食物,也可以补充谷类、豆类、坚果类等植物蛋白,如豆浆、黄豆、豆腐、豆制品、大米、面粉、花生、核桃等,但不要多吃,摄入过多的蛋白质容易诱发肝性脑病。患者一旦出现性格改变或行为异常应高度警惕肝性脑病的发生,一旦发生肝性脑病应控制蛋白质的摄入。

Q4 肝硬化伴有食管静脉曲张出血患者有无药物进行预防?

答： 肝硬化患者伴有食管静脉曲张者一旦曲张的静脉破裂或划破,会导致突发大量呕血或解柏油样黑便,严重的甚至会出现出血性休克。食管-胃底静脉曲张破裂出血的药物预防主要选用普萘洛尔，但是普萘洛尔有较多的禁忌证并且预防作用有限。卡维地洛具有降低肝血管张力和阻力作用，有望成为新的预防药物，但其有效性和长期应用安全性尚有待进一步研究证实。为了尽可能地减少食管-胃底静脉曲张破裂出血的发生，日常饮食建议患者以软食为主，可将水果蔬菜榨成汁饮用，不要吃质硬的、粗糙的食物，如油炸类、煎烤类、有鱼刺或骨头的食物，避免划破曲张的食管静脉，从而引发上消化道大出血。

Q5 肝硬化腹水患者应慎用哪些药物？

答： 肝硬化腹水患者应慎用布洛芬、阿司匹林等非甾体抗炎药，其可增加出现急性肾衰竭、低钠血症等风险。伴有高血压的肝硬化腹水患者应慎用卡托普利、雷米普利等血管紧张素转化酶抑制剂或缬沙坦等血管紧张素受体拮抗剂，因其可引起血压降低、肾功能损伤。

王培培

疾病十四　慢性胰腺炎

―――――――――― 疾 病 概 述 ――――――――――

🐛 概述

慢性胰腺炎是指各种原因导致的胰腺局部、节段性或弥漫性的慢性进展性炎症，从而导致胰腺组织和胰腺功能不可逆损害。炎症持续不断地发展，导致腺体发生了一系列复杂、不可逆的损害，并在临床上表现出反复发作的上腹部疼痛，进行性内、外分泌功能衰退等多种临床症状。我国慢性胰腺炎的患病率约为13/10万，发病率虽低于西方国家，但呈逐年上升趋势；男女比例为1.86：1，平均年龄为（48.9±14.8）岁；经济较发达地区患者数量较多，经济欠发达地区相对数量较少。

🐛 分类

慢性胰腺炎根据临床表现可分为四型：急性发作型、慢性腹痛型、局部发作型、内外分泌功能不全型。

🐛 发病原因

引起慢性胰腺炎的病因很多，且常常是多因素作用的结果。

酗酒是主要因素之一，其他病因有胆道疾病、高脂血症、自身免疫性疾病、胰管结石、胰管狭窄、十二指肠乳头狭窄、胰腺外伤或手术、遗传因素等。20%～30%患者致病因素不明确。

🍐 临床表现

慢性胰腺炎常表现为反复发作的上腹痛，初为间歇性，后可转为持续性，平卧位时加重，前倾坐位、弯腰、侧卧蜷曲时减轻。腹痛部位可不固定，部分患者可出现全腹疼痛甚至疼痛可放射至背部或前胸。腹痛常因饮酒、饱食或进食高脂食物诱发，常伴有血淀粉酶及脂肪酶升高。

慢性胰腺炎后期，由于胰腺分泌消化液障碍可引起食欲减退、进食后上腹饱胀，长期进食不足后导致维生素缺乏、消瘦和营养不良、血液中白蛋白水平降低而合并水肿等症状。部分患者由于胰酶分泌明显不足而出现消化吸收功能障碍继而引发腹泻。慢性胰腺炎典型的腹泻为脂肪泻，大便每天3～4次，色淡、量多、有气泡、恶臭或酸臭，大便不成形，表面可见发光的油滴。部分慢性胰腺炎患者可发生糖尿病。

🍐 治疗选择

1. 一般治疗　　慢性胰腺炎患者须禁酒、戒烟，避免过量高脂、高蛋白饮食。长期脂肪泻患者应注意补充脂溶性维生素及维生素 B_{12}、叶酸，适当补充各种微量元素。

2. 药物治疗　　腹痛治疗可以口服胰酶制剂，皮下注射奥曲肽。胰腺消化液分泌不足的治疗可以采用肠溶性胰酶替代治疗并辅助饮食疗法。胰岛素分泌不足的治疗如患者合并糖尿病，可给予胰岛素治疗。

3. 内镜治疗　　伴有胰管结石或胰管狭窄的慢性胰腺炎患者在内镜下行胰管取石术及胰管支架置入可避免或延缓手术干预。当内镜治疗失败或疼痛复发时可考虑手术治疗。

4. 手术治疗　　内科或内镜处理不能缓解的疼痛；胰管结石、胰管狭窄伴胰管梗阻；发生胆道梗阻、十二指肠梗阻、门静脉高压和胰性腹水或囊肿等并发症；不能排除癌变者可以考虑手术治疗。

预后

慢性胰腺炎的预后受致病因素、并发症及严重程度、治疗方案和疗效等多种因素影响。外科治疗可改善患者的生存质量，内科治疗可控制并发症引起的损害，改善患者的营养状态，有助于延长患者的生存。

药 物 治 疗

治疗目标

慢性胰腺炎的治疗目标为消除病因、控制症状、改善胰腺功能、治疗并发症和提高生活质量等。

常用药物

治疗慢性胰腺炎的常用药物见表13。

联合用药注意事项

（1）胰酶肠溶胶囊、米曲菌胰酶与其他药物同时使用可能会发生药物相互作用，使用时请咨询医师或药师。

（2）复方消化酶与铝制剂如铝碳酸镁等合用时，可能影响复方消化酶的疗效。

表 13　治疗慢性胰腺炎的常用药物

常用药物	适应证	禁忌证	服用时间	不良反应	储存条件
胰酶肠溶胶囊	用于消化不良、胰腺疾病引起的消化障碍和各种原因引起的胰腺外分泌功能不足的替代治疗	急性胰腺炎早期及有胆道阻梗患者禁用	餐时	腹泻、便秘、胃部不适、恶心、高尿酸血症、高尿酸尿	遮光、密封，在阴凉干燥处(不超过20℃)保存
米曲菌胰酶肠溶片	适用于消化酶减少引起的消化不良	急性胰腺炎及慢性胰腺炎活动期急性发作患者；遗传性果糖不耐症、葡萄糖-半乳糖吸收障碍、蔗糖酶-异麦芽糖酶不足的患者禁用	餐时或餐后	胃肠道过敏反应、速发型过敏反应(皮疹、打喷嚏、流泪、支气管痉挛引起的呼吸困难)、过敏性呼吸道反应和皮肤反应	30℃以下保存
复方消化酶胶囊	用于食欲缺乏、消化不良的治疗	急性肝炎患者及胆道完全闭锁患者禁用	餐后	胃肠道反应如呕吐、腹泻、软便等	密封，室温保存
泼尼松片	用于自身免疫性胰腺炎、过敏性与自身免疫性炎症性疾病、胶原性疾病	对肾上腺皮质激素类药物有过敏史患者禁用	餐后	库欣综合征面容、创口愈合不良、骨质疏松及骨折、消化性溃疡、糖尿病、高血压	遮光，密封保存
甲泼尼龙片		全身性真菌感染患者禁用			

🐛 特殊人群用药指导

1. 儿童用药指导　　儿童患者如有胰酶分泌不足,可选择胰酶肠溶胶囊、复方消化酶等药物替代治疗,但需根据年龄和具体病情制订个体化用药方案,并在医师指导下使用。需要给予激素如泼尼松、甲泼尼龙治疗的患儿,应警惕该类药物对儿童生长发育的抑制作用,应遵医嘱使用,切勿随意用药或停药。12岁以下儿童禁用米曲菌胰酶。

2. 青少年用药指导　　青少年慢性胰腺炎患者可以使用胰酶肠溶胶囊、复方消化酶、米曲菌胰酶(12岁以上),但需根据年龄和具体病情制订个体化用药方案,应在医师指导下使用。青少年患者可以使用泼尼松、甲泼尼龙,但长期使用青少年生长会受到抑制,应遵医嘱使用。

3. 老年人用药指导　　老年慢性胰腺炎患者虽然可以使用泼尼松、甲泼尼龙,但易发生高血压及糖尿病,尤其是更年期女性服用泼尼松、甲泼尼龙易加重骨质疏松,应在医师指导下使用。老年患者使用胰酶肠溶胶囊、复方消化酶相对安全。

4. 妊娠期妇女用药指导　　胰酶肠溶胶囊在妊娠期妇女中安全使用的依据尚不充分,因此妊娠期妇女应权衡利弊,谨慎使用。妊娠期妇女可以使用泼尼松、甲泼尼龙,但应在医师指导下使用,并在妊娠期进行不良反应监测。妊娠期妇女禁用米曲菌胰酶。

🐛 用药案例解析

案·例·1

病史:患者,男性,55岁。诊断为慢性胰腺炎。出院后一直口服胰酶肠溶胶囊,自觉症状好转将胰酶肠溶胶囊减量,近1个月以来患者出现脂肪泻。

解析：慢性胰腺炎患者由于胰腺外分泌功能不全，导致饮食中摄入的脂肪、蛋白质类食物在肠道内不能被充分消化和吸收，容易出现脂肪泻，长期会导致营养不良。胰酶肠溶胶囊含有较高的脂肪酶，慢性胰腺炎患者需要长期服用以促进脂类食物消化，不可随意减量或停药。

案·例·2

病史：患者，女性，60岁。诊断为慢性胰腺炎5年，糖尿病，给予胰岛素治疗。出院后医师嘱每6个月复查血糖和糖化血红蛋白，患者一直未予以重视，不规律使用胰岛素，也未定期检测血糖，半年后出现肾功能损害。

解析：慢性胰腺炎进展的后期，因胰腺内、外分泌功能障碍，主要表现为消化不良、糖尿病等并发症。患者慢性胰腺炎病程较长，已有5年时间，随着病情发展，导致胰腺分泌功能不全，逐渐演变为糖尿病。慢性胰腺炎患者合并糖尿病，应规律使用胰岛素，并定期复查血糖和糖化血红蛋白，及时有效控制血糖，最大程度地减轻胰腺损害，延缓糖尿病进程。

案·例·3

病史：患者，女性，55岁。诊断为自身免疫性胰腺炎。出院后医嘱给予醋酸泼尼松片口服治疗，用药一段时间后自觉症状好转，自行停药，患者又出现腹痛、脂肪泻等症状。

解析：自身免疫性胰腺炎是一种特殊类型的慢性胰腺炎，首选糖皮质激素如泼尼松治疗，初始治疗2～4周后应逐渐减量，每周减1～2片，直至减到半片至1片，用药疗程为6～12个月。患者如果不按医嘱减量或自行停药，容易造成病情反复。

> **温馨提示**
>
> 　　慢性胰腺炎患者不能随意停药或减量，否则会导致疾病的加重或复发。用药期间，应遵医嘱定期复查指标或门诊随访。

用药常见问题解析

Q1 胰酶肠溶胶囊能掰开服用吗？

答： 胰酶肠溶胶囊应在进餐时用温凉水整粒吞服，勿碾碎或嚼服。如果小孩或老人整粒吞服有困难，可以打开胶囊，将胰酶微粒与水混合后立即饮用。

Q2 慢性胰腺炎伴脂肪泻患者可以补充脂溶性维生素吗？

答： 慢性胰腺炎患者部分伴有脂肪泻，长期腹泻可能影响脂溶性维生素的吸收，导致体内脂溶性维生素的缺乏，可以适当补充一些脂溶性维生素，如维生素A、维生素D、维生素E、维生素K。

Q3 自身免疫性胰腺炎服用泼尼松或甲泼尼龙能直接停药吗？

答： 服用泼尼松或甲泼尼龙不能立即停药，易导致病情反复。症状缓解后2～4周后每周减1～2片，逐渐减至每天1片或半片，维持6～12个月。

Q4 慢性胰腺炎患者能用止痛药吗?

答: 慢性胰腺炎患者大多数伴有腹痛,初为间歇性,后转为持续性,多位于上腹部,常因饮酒、饱食、高脂肪餐或劳累而诱发。如果腹痛难以忍受,可以在医师或药师指导下适当小剂量使用止痛药,如布洛芬、吲哚美辛、布桂嗪或曲马多等。因止痛药易成瘾、不良反应大,不建议长期使用。

Q5 服用胰酶肠溶胶囊时需要同时使用抑酸剂吗?

答: 胰酶肠溶胶囊在酸性环境下不稳定易降解,导致药效降低,为了提高胰酶肠溶胶囊的药物治疗效果,服用前加用质子泵抑制剂如奥美拉唑、泮托拉唑、雷贝拉唑等可提高胃内pH,防止胰酶分解,增强疗效。

王培培

参 考 文 献

缪晓辉,冉陆,张文宏,等.成人急性感染性腹泻诊疗专家共识[J].中华消化杂志,2013,33(12):793-802.

中国医师协会脂肪性肝病专家委员会.脂肪性肝病规范化诊疗专家建议[J].中华肝胆病杂志,2013,29(9):207-208.

中华医学会消化病分会胃肠动力学组,中华医学会外科分会结直肠肛门外科学组.中国慢性便秘诊治指南(2013年,武汉)[J].中国消化杂志,2013,33(5):291-297.

中华医学会消化病学分会.中国慢性胃炎共识意见2017[J].胃肠病学杂志,2017,22(11):670-687.

中华医学会消化病学分会.2014年中国胃食管反流病专家共识意见[J].中华消化杂志,2014,34(10):649-661.

中华消化杂志编委会.消化性溃疡诊断与治疗规范(2016,西安)[J].中华消化杂志,2016,36(8):508-513.

中华医学会消化病学分会幽门螺杆菌和消化性溃疡学组,全国幽门螺杆菌研究协作组.第五次全国幽门螺杆菌感染处理共识报告[J].中华消化杂志,2017,37(6):364-378.

中华医学会消化病学分会胃肠动力学组,中华医学会消化病分会胃肠功能性疾病协作组.中国功能性消化不良专家共识意见（2015年,上海）[J].中华消化杂志,2016,36（4）: 217-229.

中华医学会消化病学分会胃肠功能性疾病协作组,中华医学会消化病学分会胃肠动力学组.中国肠易激综合征专家共识意见（2015年,上海）[J].中华消化杂志,2016,36（5）: 299-312.

中华医学会消化病学分会炎症性肠病学组.炎症性肠病诊断与治疗的共识意见（2012年,广州）[J].中华内科杂志,2012, 51（12）: 763-781.

中华医学会肝病学分会,中华医学会感染病学分会. 慢性乙型肝炎防治指南（2015年更新版）[J].临床肝胆病杂志,2015, 31（12）: 1941-1960.

中华医学会肝病学分会,中华医学会消化病学分会,中华医学会感染病学分会.自身免疫性肝炎诊断和治疗共识（2015）中华医学会第十七次全国病毒性肝炎及肝病学术会议[C],2015-10-25.

中华医学会肝病学分会. 肝硬化腹水及相关并发症的诊疗指南[J].临床肝胆病杂志,2017,33（10）: 158-174.

中华医学会外科分会胰腺外科学组. 慢性胰腺炎诊治指南（2014）[J]. 中国实用外科杂志,2015,35（3）: 277-282.